中华传统经典养生术

Técnicas tradicionales chinas clásicas para el cultivo de la vida

放松功

Métodos de relajación

编著	陈 昌乐
Redactor:	Chen Changle

翻译	委 映星
Traductora:	Estel Vilar

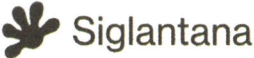 Siglantana

Este libro ofrece información e indicaciones cuya práctica es responsabilidad del alumno, por lo cual es aconsejable dirigirse a maestros preparados.

Nota de los redactores

Las técnicas tradicionales chinas de cultivo de la vida, algunas de ellas conocidas como *qigong* (chikung), tienen sus raíces en la filosofía tradicional china, la medicina china y los estudios del cultivo de la vida (*yang sheng* 养生). Se trata de eficaces formas de autoentrenamiento y cultivo del cuerpo y la mente. A medida que la idea de 'salud proactiva' va calando en la mentalidad de las personas, las técnicas tradicionales chinas de cultivo de la vida, basadas en la regulación del cuerpo, la respiración y la mente, ganan popularidad en todo el mundo por sus particulares efectos tanto en el plano físico como mental y por su comprensión teórica tradicional sobre la salud. Sin embargo, actualmente nos encontramos en un momento de escasez de publicaciones de libros sobre las artes tradicionales chinas para la salud, por eso vimos la necesidad de editar una colección completa con varios métodos clásicos, y que fuera traducida de forma profesional.

Tomando como base las investigaciones científicas y estudios académicos del Instituto de Investigación en Qigong de Shanghái, perteneciente a la Universidad de Medicina Tradicional China de Shanghái, los expertos del Instituto seleccionaron ocho métodos clásicos de las artes tradicionales chinas de cultivo de la vida y compilaron la información sobre ellos incluyendo aspectos como sus orígenes históricos, fundamentos teóricos, características y principios esenciales, movimientos con explicaciones detalladas e imágenes, y aplicaciones específicas. La obra original fue editada de forma bilingüe en chino e inglés, traducida por expertos de la misma universidad. Para la edición en español, se ha confiado la traducción del chino al español a Estel Vilar, directora del centro de cultura de salud holística la Llanterna de Barcelona, y la revisión del trabajo a Ramón María Calduch, presidente de la Fundación Europea de Medicina Tradicional Complementaria e Integrativa.

Celebramos la edición de esta colección que documenta detalladamente ocho métodos clásicos de las artes tradicionales de cultivo de la vida, mediante textos, imágenes y vídeo, lo que facilita enormemente su aprendizaje y difusión; dedicada especialmente a los amantes y profesionales de las artes tradicionales chinas del cultivo de la vida en el mundo hispanohablante.

Equipo de redacción

Financiación del proyecto

- Plan trienal (2021-2023) de aceleración del desarrollo de la medicina tradicional china de la ciudad de Shanghái; proyecto de mejora de la salud y el cultivo de la medicina tradicional china (Proyecto núm.: ZY(2021-2023)-0105)

- Proyecto de creación del Centro de Salud Taiji dentro del Programa piloto a nivel local en Shanghái de creación de universidades de alto nivel.

ÍNDICE

古 音 六 字 诀 · *Los seis sonidos antiguos*

Prólogo

序

PRÓLOGO

Me complace saber que la colección sobre "Técnicas tradicionales chinas clásicas para el cultivo de la vida", compilada por el Instituto de Investigación en Qigong de Shanghái, está a punto de ser publicada. Se trata de algo muy significativo para la difusión de la cultura de la medicina china original, y expreso mis sinceras felicitaciones.

Las técnicas tradicionales chinas para el cultivo de la vida (*yang sheng* 养生) tienen una larga historia, siendo las técnicas de daoyin (导引, "guiaje de *qi*") una parte importante de ellas, que se desarrolló con anterioridad a la acupuntura, la moxibustión, la materia médica y la MTC. Estas técnicas representan uno de los métodos más tempranos y fundamentales del pueblo chino para la prevención de enfermedades y el mantenimiento de la salud. En los textos antiguos conservados hasta la actualidad como *Zhuangzi*, *Lüshi Chunqiu*, o *Huangdi Neijing* y en los descubrimientos arqueológicos del *Yinshu y Daoyin Tu* encontramos documentadas estas técnicas de daoyin para el cultivo de la vida. A lo largo de los milenios, las técnicas chinas de daoyin para el cultivo de la vida han estado en constante enriquecimiento, desarrollo e innovación, generando miles de métodos para la práctica del autocultivo y perfeccionando los sistemas teóricos al separar el grano de la paja. A finales del siglo XX, las antiguas técnicas de daoyin reaparecieron con fuerza en la forma moderna de *qigong*, adquiriendo reconocimiento a nivel nacional e internacional. Hoy en día, las técnicas chinas de daoyin para el cultivo de la vida siguen destacando en el ámbito de la medicina natural a nivel mundial por

su visión holística basada en la "unidad de la humanidad y la naturaleza" (*tian ren he yi* 天人合一) y su gran variedad de métodos, que armonizan la dimensión cuerpo-mente de la humanidad. Hoy en día podemos constatar que el estudio de estas técnicas ha desarrollado sistema académico amplio y profundo; un sistema que investiga los principios de interrelación entre la base material (*jing* 精, "esencia") y la capacidad de autoorganización (*shen* 神, "espíritu") de los seres humanos; una disciplina que estudia la armonía y coordinación del sistema más complejo que existe sobre la Tierra: la Humanidad.

Tengo relación con el Instituto de Investigación en Qigong de Shanghái desde hace más de 30 años. Desde sus inicios como Instituto de Investigación en medicina china en la década de los 70, el *qigong* y el daoyin han sido el centro de su atención e investigación. Después de ser renombrado como Instituto de Investigación en Qigong a mediados de la década de los 80, el Instituto se ha dedicado por completo a la investigación del *qigong* moderno y a la promoción de las técnicas tradicionales chinas de daoyin. Esta colección de "técnicas tradicionales chinas clásicas para el cultivo de la vida" es una compilación y resumen de las técnicas de daoyin para el cultivo de la vida y las técnicas de *qigong* enseñadas por el Instituto de Investigación de Qigong de Shanghái a lo largo de los años. Tiene un valor significativo para ayudar en el aprendizaje, la promoción y la difusión de las técnicas modernas de daoyin. Espero que la publicación de esta colección impulse aún más el buen desarrollo de las técnicas de daoyin para el cultivo de la vida dentro y fuera de China, promoviendo la difusión de esta cultura extraordinaria en todos los rincones del mundo.

He aquí su prólogo.

林 中鹏
Lin Zhongpeng

Marzo del 2015

PRÓLOGO
A LA EDICIÓN EN ESPAÑOL

Las artes tradicionales chinas del cultivo de la vida o *yangsheng* 养生 tienen una larga historia, están basadas en un sistema teórico único, y se componen de técnicas y métodos de entrenamiento físico y mental seguros y efectivos. Estas artes han sido desde tiempos antiguos una de las formas más importantes de autocultivo, promoción de la longevidad y prevención de enfermedades del pueblo chino.

En el trigésimo aniversario de su fundación, el Instituto de Investigación en Qigong de Shanghái propuso la construcción de un pensamiento académico moderno del *qigong* denominado 'Alcanzar el Dao a través del *qi*', que fue recibido con una amplia respuesta en el ámbito académico. El equipo dirigido por la profesora Li Jie se encargó de la recopilación y resumen de las técnicas clásicas para el cultivo de la vida enseñadas durante décadas en el Instituto; creando el primer lote de ocho volúmenes con los métodos *Yijinjing* 易筋经 "clásico de transformación de músculos y tendones", *Guyin liuzijue* 古音六字诀 "los seis sonidos antiguos", *Xiaoyaogong* 逍遥功 "práctica de distensión", *Baduanjin* 八段经 "los ocho brocados", *Tianzhu daoyingong* 天柱导引功 "el pilar del cielo", *Songrougong* 松柔功 "práctica relajada y suave", *Liuhegong* 六合功 "unión de las seis direcciones" y *Fangsonggong* 放松功 "métodos de relajación" del *qigong*. Estas obras fueron publicadas y distribuidas en formato bilingüe chino-inglés, y tras su publicación, se reimprimieron tres

veces, ganándose la admiración y elogio de compañeros tanto en China como a nivel internacional.

En 2020, cuando la pandemia de COVID-19 estaba afectando todos los países del mundo, con el apoyo de la Organización Mundial de la Salud, a través del Centro de Salud Taiji de la Universidad de Medicina Tradicional China de Shanghái, se publicaron en plataformas de Internet un conjunto de vídeos gratuitos de estas ocho técnicas clásicas para el cultivo de la vida, que fueron recibidas con gran interés en todo el mundo, atrayendo a personas de 56 países y regiones a su aprendizaje en línea. Las técnicas se han transmitido de forma simple y práctica, para el beneficio del público. En esta misma época, se añadió un segundo lote a la primera colección de "técnicas tradicionales chinas clásicas para el cultivo de la vida", con la selección de otros métodos tradicionales de *daoyin* (guiar el *qi* por los meridianos) y distintas prácticas de pie, en marcha, sentadas y tumbadas, aplicables en la vida diaria, para el cuidado de la salud: *Zhubing yuanhoulun daoyinshu* 诸病源候论导引术 "técnicas de *daoyin* en el Tratado de los orígenes y los síntomas de las enfermedades", *Zhanzhuanggong* 站桩功 "postura del poste", *Xingbugong* 行步功 "práctica de caminar", *Wogong* 卧功 "práctica tumbada", *Shenqi wuxingcao* 神气五行操 "ejercicio de los cinco elementos", etc. Estas obras fueron nuevamente publicadas y distribuidas en formato bilingüe chino-inglés, y también fueron muy bien recibidas por los lectores.

En 2023, la prestigiosa editorial griega del ámbito educativo Kastaniotis adquirió esta colección y la publicó en griego para que sus lectores la puedan disfrutar en su lengua materna. Se respetaron las obras originales que detallan desde los orígenes históricos de cada práctica, hasta sus aspectos teóricos y elementos característicos, movimientos detallados con imágenes, aplicaciones, etc. Cuentan con numerosas imágenes e ilustraciones, además de vídeos, con el objetivo de facilitar la comprensión y asimilación de los principios de estas técnicas del cultivo de la vida, que combinan movimiento y quietud, cuerpo y mente.

Este año, la editorial española Siglantana también ha adquirido la colección, que se publicará en castellano. Esto sin duda ayudará a difundir mejor la cultura del cultivo de la vida y de la medicina china entre el 4,84 % de la población mundial que habla español. Tenemos razones para creer que la publicación en español de la colección de "Técnicas tradicionales chinas clásicas para el cultivo de la vida" será bien recibida y elogiada por personas de más países y regiones, por su utilidad, facilidad de uso y efectividad, así como por la claridad exponiendo las características distintivas de estas técnicas.

Esperamos sinceramente que el equipo del Instituto de Qigong continúe su excelente trabajo, y siga publicando más versiones de estas colecciones para beneficiar la salud y el bienestar de personas en todo el mundo.

胡 鸿毅
Hu Hongyi
Vicepresidente de la Asociación China de Medicina Tradicional China Presidente de la Asociación de Medicina Tradicional China de Shanghái

26 de enero del 2024

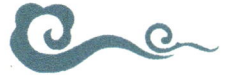

古 音 六 字 诀　　·　　*Los seis sonidos antiguos*

Prefacio
——

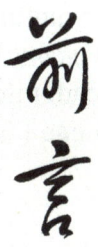

PREFACIO

"Alcanzar el Dao a través del *qi*"
气以臻道 *qi yi zhen dao*

En esta primavera temprana del año *Yiwei* (año de la oveja de madera yin) del calendario lunar chino, coincidiendo con el 30.º aniversario de la fundación del Instituto de Investigación en Qigong de Shanghái, nos encontramos en un momento de expansión académica en el ámbito del *qigong*, justo cuando los nuevos brotes en la ramas desnudas dan la bienvenida a la primavera. En esta coyuntura, dirigimos un llamado a la comunidad mundial del *qigong*, proponiendo la construcción de un pensamiento académico para el *qigong* moderno denominado *qi yi zhen dao* (气以臻道), "alcanzar el Dao a través de *qi*".

Esta propuesta implica, en primer lugar, que hay que establecer una dirección general para el desarrollo académico del *qigong*, la cual apunta hacia el objetivo más alto del espíritu de la cultura tradicional china, es decir, el Dao; en segundo lugar, implica que es a través de la experiencia sensorial y de la comprensión racional del *qi* (pronunciado "chi", significa "energía" o "fuerza vital"), que la vida tiende hacia el Dao, y se unifica con el Dao. El Dao representa una Ley y una finalidad; el *qi* representa un método y un camino; *zhen* indica dirección y perfeccionamiento. *Qi* y Dao constituyen conjuntamente el centro del pensamiento académico "alcanzar el Dao a través de *qi*". El *qi* es aquello tangible y práctico, una indicación a nivel concreto; mientras que el Dao es intangible y teórico,

una metáfora abstracta. El *qi* se manifiesta gracias al Dao, y el Dao se concretiza a través del *qi*; el *qi* regresa al Dao, y el Dao se muestra en el *qi*; el *qi* es el medio práctico para indicar el camino de retorno al Dao, mientras que el Dao es el medio teórico para explicar racionalmente el *qi*. El desarrollo académico del *qigong* debe dar la misma importancia al *qi* y al Dao, sustentando el uno en el otro, y manteniendo la coherencia de teoría y práctica. Dao y *qi* tienen sus respectivas funciones y la autoridad en su ámbito, sin embargo, su relación es de principal-subordinado. El Dao, como referencia metafísica última, es la fuente que aglutina todos los métodos de *qigong*; mientras que el *qi*, al ser la expresión concreta de las formas de *qigong*, es el flujo continuo de creación y disolución de todos los métodos. El Dao dilucida la especulación racional de leyes y reglas a través del refinamiento del pensamiento abstracto; mientras que el *qi* explica las sensaciones subjetivas, y expresa el conocimiento sensorial de la experiencia percibida.

Dao y *qi*, principal y subordinado, abstracto y concreto, construyen conjuntamente la esencia del pensamiento académico del *qigong* chino.

El sujeto principal del pensamiento académico "alcanzar el Dao a través de *qi*" es el Dao, el camino que apunta hacia la verdad, el reflejo del espíritu académico humanista, así como el legado de la experiencia y comprensión sobre las leyes de transformación de la vida que adquirieron nuestros ancestros a través de las prácticas de integración cuerpo-mente, lo que antiguamente se llamaba *nei zheng* (内证), evidencia interna. La extensión del Dao incluye *gong* 功 (métodos) y *shu* 术 (técnicas), abarcando todo tipo de fenómenos misteriosos y habilidades extraordinarias, antiguamente denominados *shen tong fa shu* (神通法术), "técnicas de conexión con el espíritu". Hoy en día, la intervención de la investigación científica moderna en el campo de los estudios del *qigong* tradicional es una muestra de progreso en nuestros tiempos que ha abierto un ángulo completamente nuevo

para la observación de los misterios de la vida. A través de la investigación fenomenológica, se ha reavivado la reflexión y el respeto del ser humano hacia la vida y se ha redescubierto el espíritu humanista en una civilización tecnológica, en vez de reducir la vida a lo material. He aquí el valor humanista de la intervención de la ciencia moderna en el campo del *qigong* tradicional.

En este contexto, abogamos por la construcción del pensamiento académico "alcanzar el Dao a través de *qi*" en el campo de la investigación en *qigong*, favoreciendo la colaboración entre la cultura tradicional China y la ciencia moderna para revelar la verdadera esencia de la vida y retornar al gran Dao.

Instituto de Investigación
en Qigong de Shanghái

Primavera del 2015

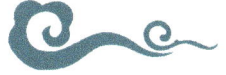

放　松　功　　•　　*Métodos de relajación*

Orígenes históricos

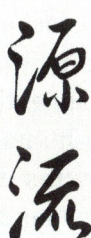

ORÍGENES HISTÓRICOS

Los "métodos de relajación" (*fang song gong* 放松功) son un conjunto de técnicas de *qigong* (chikung) que, mediante la autorregulación, promueven la relajación progresiva en el cuerpo, la respiración y la mente, alcanzando un estado de armonía entre estos tres aspectos conocido como la 'unificación de las tres regulaciones' (*san tiao he yi* 三调合一). Se trata de una metodología fundamental que sirve de base para una buena práctica de cualquier otro método o forma de *qigong*.

Las técnicas de relajación tienen una larga historia; a lo largo de los siglos, la tensión y el cansancio en la pugna constante frente a los elementos naturales han sido siempre una dificultad para la humanidad, la cual no ha dejado de explorar herramientas distintas de relajación para mejorar el descanso y cuidar del cuerpo y la mente. Aunque antiguamente no se usaba explícitamente el término 'relajación' (*fang song* 放松), podemos encontrar en los documentos históricos una gran cantidad de referencias a métodos dedicados a este fin.

Por ejemplo, en el capítulo 13 del Suwen, "Discusión sobre la transformación de 'esencia' en *qi*" (*Yi jing bian qi lun*), se afirma que "si en nuestro interior no hay el desgaste de apegos y anhelos, y la forma de nuestra vida no es gobernada por el ajetreo, vivimos en un mundo de calma y paz, donde lo dañino no puede penetrar en profundidad". Este fragmento nos aconseja relajar la mente tanto respecto a su contenido como a su modo de uso; que nuestra mente/corazón no se deje perturbar por las 'siete

emociones' (*qiqing* 七情), y que la forma de nuestra vida no sea la del trabajo extenuante motivado por el afán de fama o fortuna. Sugiere preservar un estado de ánimo tranquilo, alegre y sin apegos, que nos hace menos susceptibles a ser afectados por factores nocivos y enfermedades.

En el capítulo 1 del *Suwen*, el "tratado sobre la verdad celestial en la antigüedad" (*Shang gu tian zhen lun*) leemos: "He oído que en la antigüedad había verdaderos humanos, que sostenían el cielo y la tierra, que manejaban el yin y el yang. Respiraban la fuerza vital, resguardaban su espíritu ellos mismos, y todos sus músculos eran como uno solo, por lo que podían vivir tanto como el cielo y la tierra, sin fin. Esta es la vida en el Dao". Esta cita nos invita a vivir según las leyes de la naturaleza, a recoger nuestro espíritu o conciencia hacia el interior, y a coordinar nuestro cuerpo físico como si todos los músculos fueran uno solo, a través del entrenamiento y el cultivo interior. Una práctica constante y prolongada hará surgir su efecto de extensión de la longevidad. Las claves que desvela el fragmento citado son las mismas que rigen la práctica de los "métodos de relajación" (*fang song gong* 放松功) de este libro.

La sección *Da zhongshi* "el gran maestro" del clásico taoísta *Zhuangzi* registra un diálogo entre Confucio y Yan Hui: — "¿Qué significa 'sentarse y olvidar' (*zuo wang* 坐忘)? Yan Hui responde: -Desnudarse del cuerpo, omitir toda astucia, apartarse de la forma y del conocimiento, ser uno con el todo; esto es 'sentarse y olvidar'". Yan Hui apunta a que, en la práctica de la meditación o de las técnicas estáticas de relajación, no debemos prestar demasiada atención al cuerpo físico ni reflexionar sobre ninguna cuestión, sino eliminar el ruido mental para entrar gradualmente en un estado de paz y calma. En este texto ya encontramos el germen de los métodos estáticos de relajación y meditación que presentamos en este libro.

El *Shenxian shiqi jinkui miaolu* "registros extraordinarios del cofre dorado sobre la ingestión de *qi* por los seres espirituales" contiene una descripción similar: "Visualiza que te desprendes de la ropa y la capa, las articulaciones se sueltan, y sientes en el cuerpo un movimiento de circulación que abarca todo tu ser". Este fragmento describe las prácticas internas durante el proceso de relajación, es decir, prácticas basadas en la auto-percepción, que hoy en día siguen teniendo un gran valor como pauta en las técnicas de relajación de la mente.

El libro *Tongmengzhiguan* "principios básicos de la meditación samatha-vipassana" ofrece una descripción detallada de distintas fases o modos de respiración durante la práctica: "Aunque al sentarnos la respiración sea silenciosa, si la entrada y salida del aire no es fluida y sin obstrucciones, se trata de una 'respiración obstruida' (*chuan xiang* 喘相). ¿Qué es la 'respiración gaseosa' (*qi xiang* 气相)? Aunque al sentarnos la respiración sea silenciosa, y la entrada y salida del aire fluida y sin obstrucciones, si el flujo de aire no es fino, se trata de 'respiración gaseosa'. ¿Qué es la 'respiración sutil' (*xi xiang* 息相)? Inaudible, sin obstrucciones, fina, entra y sale de forma continua, tan sutil que parece estar y no estar, acompañada por una profunda tranquilidad y bienestar interior. Esta es la 'respiración sutil'". Este fragmento señala la calidad ideal de respiración durante la práctica de meditación y explica cómo se manifiesta. Solo una respiración que entra y sale de forma continua y suave, que parece estar y no estar, es beneficiosa para adentrarse en los estados de práctica de *qigong* más profundos. Se trata del modo de respiración que debemos cultivar en la práctica de los "métodos de relajación".

El *Taiqing tiaoqijing*, "clásico de gran claridad de regulación del *qi*" describe de forma vívida las sensaciones corporales durante la práctica a través del método de 'abandono del cuerpo' (*weishenfa* 委身法): "Espera a que el cuerpo se vuelva claro y armónico, y que no haya anhelos en la mente. Regula la respiración sutil acostado en quietud. Entrega tu cuerpo completamente, como si lo depositaras como ropa encima de la cama. No hay ni carne, ni huesos, ni conciencia, ni conocimiento; tira el cuerpo, tira la mente, como esta ropa abandonada, quieta y pesada;

suelta el cuerpo, así se clarifica el espíritu y refina la fuerza vital; se abren las articulaciones, los canales internos fluyen sin obstrucciones permitiendo la buena circulación de los fluidos del cuerpo". Esta es la descripción de los mecanismos activados en el proceso de relajación: se relaja el cuerpo, se calma la mente, desaparecen los pensamientos dispersos, la respiración se hace homogénea, las extremidades caen de forma natural, como si no tuvieran ni carne ni hueso. De forma continuada, este tipo de práctica refresca la vitalidad de cuerpo y mente.

Más recientemente, Ding Fubao, en su libro *Zui zhenque zhi jiankang changshou fa* "el más auténtico método para la salud y la longevidad" (1943), presentó una metodología similar a la que presentamos en este libro, llamada *chihuanfa* "método de distensión". El método propone tumbarse boca arriba y cerrar suavemente los ojos. Después de entrar en un estado de calma, visualizamos los ojos ligeramente cerrados, la frente y el rostro completamente relajados, los dientes en la boca apenas perceptibles; luego observamos las manos y pies también relajados y en reposo, los latidos del corazón tranquilos y pausados, la respiración ligera y fluida, el abdomen completamente distendido, como si se disolviera, sin estar restringido por nada. Este método se divide en una secuencia de relajación superficial y una de relajación profunda; empieza por la relajación de los tejidos, músculos y huesos del cráneo, la cara, el cuello, el pecho, el abdomen, la espalda, las manos y los pies; y luego profundiza hacia el corazón, los vasos sanguíneos, las células, el estómago, los intestinos, las glándulas endocrinas, etc. con un propósito terapéutico. Este sistema de relajación secuencial desde la cabeza hasta los pies se ha seguido aplicando posteriormente en el "método de relajación por zonas" que veremos en detalle más adelante.

En el siglo XX, los expertos del Instituto de Investigación en Qigong de Shanghái, en base a los conocimientos adquiridos de sus predecesores, combinados con su propia experiencia en la práctica y enseñanza del *qigong*, desarrollaron un conjunto de métodos que, mediante la regulación activa de la posición, los movimientos, la respiración y el estado mental, alivian la tensión, eliminan la fatiga y relajan gradualmente el cuerpo y la mente, aportando a un estado de ligereza, naturalidad y bienestar. Este conjunto de métodos fue nombrado *fang song gong* 放松功, traducido aquí como "métodos de relajación", título del presente libro.

Durante las décadas de los 50 y los 60, estos "métodos de relajación" *fang song gong* 放松功, como representantes de los métodos de *qigong* del sur, junto a los "métodos de cultivo interno" *nei yang gong* 内养功 del norte, se conocían en el mundo del *qigong* como 'las dos joyas del norte y del sur', por su extensa aplicación en la práctica clínica, la enseñanza y la investigación científica. En las siguientes décadas, los "métodos de relajación" fueron ampliamente aplicados en la práctica clínica, logrando un gran número de resultados positivos, especialmente en la prevención y tratamiento de la hipertensión. Las investigaciones de los efectos de los "métodos de relajación" se llevaron a cabo a lo largo de 30 años, lideradas por el Instituto de Investigación de Hipertensión de Shanghái, y se publicaron decenas de artículos científicos que afirmaban la eficacia de la práctica de los "métodos de relajación" *fang song gong* como tratamiento complementario en pacientes con hipertensión. La práctica continuada de estos métodos ayuda a controlar la presión arterial y puede prevenir la aparición de complicaciones.

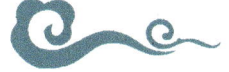

放 松 功 • *Métodos de relajación*

Fundamentos teóricos

理
论
基
础

FUNDAMENTOS TEÓRICOS

BASES EN LA TEORÍA DE LA MEDICINA TRADICIONAL CHINA

Los distintos métodos de la colección de "métodos de relajación" (*fang song gong* 放松功) están basados en la teoría de la medicina tradicional china, especialmente en el sistema de meridianos. Podemos tomar como ejemplo el "método de relajación en tres líneas" (*san xian fang song gong* 三线放松功), que, a partir del sistema de meridianos, estructura la relajación del cuerpo de forma secuencial de arriba abajo, primero la parte frontal, luego los lados y finalmente la parte dorsal. Las tres líneas (frontal, lateral y dorsal) reflejan los recorridos principales de los meridianos del cuerpo. La parte frontal del cuerpo se corresponde principalmente al meridiano de estómago *yangming* del pie y al vaso de concepción; el pecho y el abdomen también incluyen el meridiano de bazo *taiyin* del pie, el meridiano de hígado *jueyin* del pie y el meridiano del riñón *shaoyin* del pie; el lateral de la cabeza pertenece al meridiano del triple calentador *shaoyang* de la mano y al meridiano de vesícula biliar *shaoyang* del pie; en los brazos tenemos una compleja red de meridianos que incluye los tres meridianos yang y los tres meridianos yin de la mano; en la parte posterior del cuerpo tenemos principalmente el meridiano de vejiga *taiyang* del pie y el vaso gobernador. La secuencia de relajación en tres líneas de este método abarca así los doce meridianos principales y dos de los vasos extraordinarios: el de concepción (*ren mai*) y el gobernador (*du mai*).

En la sección sobre los meridianos del *Clásico interno del Emperador Amarillo* (*Huangdi neijing*) leemos que "los meridianos, al determinar la vida o la muerte, gestionar las enfermedades, regular excesos y deficiencias, deben fluir sin obstrucciones"; lo cual enfatiza la importancia de los meridianos en el cuerpo humano. Cada una de las tres líneas del "método de relajación en tres líneas" acaba en un punto *jing* 井穴 (*jingxue*, 'punto pozo'). Se trata de puntos clave de los meridianos que se encuentran en sus extremos (en la punta de los dedos de las manos y los pies), donde empieza el flujo de *qi* y sangre que circula por ellos. Mantener la atención en estos puntos tiene un efecto notable en la regulación del flujo de *qi* y sangre en el cuerpo.

En la práctica del "método de relajación con palmadas", las zonas que se golpetean coinciden también con puntos de acupuntura importantes, lugares clave de acumulación de *qi* y sangre en el cuerpo. El golpeteo suave en estas zonas tiene el efecto de activar el *qi* en los meridianos.

De este modo, los "métodos de relajación" armonizan la circulación de *qi* y sangre en los meridianos a través de la relajación del cuerpo, la respiración sutil y la mente, promoviendo la salud y disipando las enfermedades.

LA RELAJACIÓN, PROCESO Y FIN A LA VEZ

La relajación es un procedimiento, así como también un proceso y un estado.

Podemos considerar la relajación un procedimiento en la medida que aplicamos ciertas técnicas y pautas para relajarnos. Por ejemplo, cuando el cuerpo está tenso, podemos dividirlo en tres zonas: frontal, lateral y posterior, o en varias secciones. De esta manera, descomponiendo el todo en partes, facilitamos su manejo. Cuando la respiración está agitada, la profundizamos gradualmente para que se vuelva fina, larga, uniforme y suave. Cuando estamos deprimidos o ansiosos, centramos ligeramente la

atención y expiramos emitiendo un largo *song* 松 "relajar" mientras escuchamos nuestra propia voz; a medida que la voz se apaga, nuestra mente se va calmando.

Consideramos la relajación un proceso porque hace falta cierto tiempo para pasar del estado inicial a un estado de relajación profunda, no se trata de un cambio inmediato. En la práctica de los "métodos de relajación" descubrimos que existen distintos niveles de relajación; a medida que aumenta la profundidad de la relajación, se van percibiendo gradualmente otras tensiones más sutiles. Por otro lado, la relajación del cuerpo, la respiración y la mente se restringen y promueven mutuamente durante el proceso. A medida que la relajación se profundiza, podemos notar que algunas partes que al principio parecían relajadas aún no lo están suficientemente, o incluso pueden sentirse tensas. Sin embargo, esta tensión ya no es tan evidente como al principio, sino más sutil. Entonces, se inicia una nueva ronda de relajación y, a través de varias repeticiones, el nivel de relajación va incrementando. Por eso, hace falta una práctica continuada y persistente para llegar a dominar la práctica de los "métodos de relajación" y alcanzar un estado de completa relajación.

La relajación es un estado porque tiene unas características fisiológicas y psicológicas específicas. En el plano físico, se manifiesta en una posición correcta y cómoda, y en movimientos suaves y fluidos; en el plano de la respiración, se caracteriza por su calidad profunda, larga, suave y fina; y en el plano psicológico, se expresa como serenidad e introspección, así como una actitud de contento, vacío y ausencia de apegos o anhelos.

UNIFICACIÓN DE LAS TRES REGULACIONES

La 'unificación de las tres regulaciones' (*san tiao he yi* 三调合一) hace referencia a que, a medida que se va adquiriendo un buen nivel de práctica, se va difuminando en la percepción la distinción entre el cuerpo, la respiración y

el pensamiento, hasta que finalmente se aúnan en el denominado 'estado de *qigong*'. Llegados a este estado, ya no se aplica de forma separada la regulación del cuerpo, la respiración y la mente, sino que se puede regular como un todo. La 'unificación de las tres regulaciones' es una característica esencial del entrenamiento de *qigong*; los "métodos de relajación" del *qigong* no son una excepción.

La **'regulación del cuerpo'** (*tiao shen* 调身) hace referencia al ajuste de la posición y los movimientos del cuerpo; también se denomina 'refinar la forma' (*lian xing* 炼形) o 'método corporal' (*shen fa* 身法). En la práctica de los "métodos de relajación" se pueden aplicar un gran variedad de posiciones que incluyen cuatro modalidades: de pie, sentadas, acostadas o caminando. Se puede elegir la posición más adecuada para la práctica de relajación según la constitución física y las necesidades específicas de cada persona. Más adelante discutiremos este aspecto en más detalle.

El sentido de la 'regulación del cuerpo' es adecuar el estado corporal al tipo de estado interno requerido por la práctica. En la práctica de métodos más bien estáticos, como los de "relajación y apertura", "relajación en tres líneas", "relajación por zonas", "relajación localizada", "relajación del cuerpo entero", así como en sus respectivos "métodos inversos", la 'regulación del cuerpo' implica mantener posiciones relativamente fijas que faciliten la circulación de *qi* y sangre y ayuden a entrar en el 'estado de *qigong*' caracterizado por la suavidad de respiración y la calma mental. Si la posición está demasiado inclinada o torcida, o bien si hay tensión en alguna parte del cuerpo, se verá afectada la circulación de *qi* y sangre en estas zonas; y cuando lleguemos a estos puntos a lo largo del recorrido de relajación, será difícil lograr una calidad de respiración profunda, larga, suave y fina y el estado mental también se verá afectado. Por otro lado, en la práctica de métodos más centrados en el movimiento, como los de "relajación con temblor" o "relajación con palmadas", la 'regulación del cuerpo' implica ligereza, suavidad y coordinación de los movimientos para facilitar la buena circulación de *qi* y sangre y así beneficiar la regulación de las funciones de los órganos. Si en alguna parte del cuerpo persiste la tensión, se va a manifestar como una falta de coordinación al sacudir o hacer temblar el cuerpo; y en el caso de la "relajación con palmadas" la tensión puede manifestarse con sensaciones de dolor, hormigueo o hinchazón.

La **'regulación de la respiración'** (*tiao xi* 调息), también conocida como 'refinar la fuerza vital' (*lian qi* 炼气), o 'expirar e inspirar' (*tu na* 吐纳), entre otras denominaciones, hace referencia a las maniobras para regular la respiración sutil. Tiene el propósito de cultivar y dirigir el *qi* interno a través del control de la respiración, un factor muy importante para entrar en el 'estado de *qigong*'. La respiración está directamente vinculada al *qi* interno, y, generalmente, durante la práctica de *qigong*, a medida que la respiración habitual se va suavizando, la actividad del *qi* interno incrementa. Una inspiración y una expiración constituyen una respiración; sin embargo, se enfatiza la expiración por estar especialmente ligada al *qi* interno, el movimiento del cual suele seguir la expiración; por esta razón, en los "métodos de relajación", la 'regulación de la respiración' se centra especialmente en regular la expiración. Investigaciones modernas han demostrado que la 'regulación de la respiración' puede regular el tono del sistema nervioso autónomo, incluyendo el sistema nervioso simpático y parasimpático. De este modo, regula también las funciones de los órganos y tejidos internos correspondientes. Se ha observado también que durante la expiración, el sistema nervioso parasimpático se activa, lo que beneficia aún más la relajación.

Al practicar métodos más bien estáticos, como los de "relajación y apertura", "relajación en tres líneas", "relajación por zonas", "relajación localizada", "relajación del cuerpo entero", así como sus respectivos "métodos inversos", se hace la expiración pronunciando la palabra *song* 松, que significa 'relajar'. La expiración debe ser uniforme y lenta, sin prisa. Durante la emisión de este sonido, se debe relajar el cuerpo y la mente, centrando la atención en la intención

y sensación de relajarse, más que en el sonido que se emite. Al principio, para centrar la atención, el sonido se puede emitir más claramente, pero a medida que la relajación se profundiza y la actividad mental se reduce, el sonido se vuelve cada vez más suave y difuso, quedando en un simple *ong*, y finalmente en la sensación del sonido, sin que sea audible ya. Para entonces, la respiración habrá pasado de ser pesada y dispersa a tener una calidad profunda, lenta, fina y uniforme; y la mente entrará en un estado de calma y 'ausencia de yo' (*wu wo* 无我).

Al practicar el "método de relajación con temblor", la clave está en respirar de forma natural, en coordinación con la frecuencia de la vibración o temblor. En el "método de relajación con palmadas", el énfasis está otra vez en la expiración: se dan las palmadas al expirar y no al inspirar. Cuando la posición es correcta y natural, la circulación de *qi* y sangre fluye sin dificultad y el cuerpo se puede relajar fácilmente.

La **'regulación de la mente'** (*tiao xin* 调心) consiste en el control del propio estado psicológico, también se denomina 'refinamiento del espíritu' (*lian shen* 炼神) o 'refinamiento de uno mismo' (*lian ji* 炼己). El propósito de la 'regulación de la mente' es modificar el contenido y modo de la actividad mental del estado de conciencia habitual, para adentrarnos en el estado de conciencia necesario para la práctica del *qigong*. En la vida cotidiana, la actividad de la conciencia se vuelca hacia el exterior; sin embargo, en la práctica del *qigong*, es necesario volcar la actividad de la conciencia hacia el interior. Esta inversión de la orientación de la atención genera el cambio en el contenido y modo de la actividad de la consciencia. Al practicar métodos más estáticos, como los de "relajación y apertura", "relajación en tres líneas", "relajación por zonas", "relajación localizada", "relajación del cuerpo entero", así como sus respectivos "métodos inversos", la 'regulación de la mente' es el foco principal entre las tres regulaciones. Al poner la atención de la mente en relajar una parte concreta del cuerpo, estamos activando la regulación del *qi* en esta zona, y al liberar el flujo de *qi*, también se regula la posición del cuerpo, mejorando la alineación y la comodidad; a su vez, es más fácil experimentar una respiración profunda, larga, suave y fina. Del mismo modo, como apunta el antiguo dicho, "si la forma [posición del cuerpo] no es correcta, el *qi* no fluye con suavidad; si el *qi* no fluye con suavidad, la mente no está tranquila; si la mente no está tranquila, el espíritu se dispersa".

Como vemos, hay una estrecha relación entre las tres regulaciones; se influyen entre sí, restringiéndose o promoviéndose mutuamente. Por un lado, la tensión corporal que no se puede soltar afecta a la respiración y al estado mental; por otro lado, una respiración agitada también causa tensión en el cuerpo y la mente; y el malestar psicológico igualmente causa tensión en el cuerpo y desestabiliza el ritmo de la respiración. Por esto en los "métodos de relajación" del *qigong* se trabajan simultáneamente los tres aspectos (postural/kinésico, respiratorio y mental); y durante la práctica, uno puede adentrarse en ella a partir de cualquiera de los tres, utilizando uno para influir en los otros dos, con el objetivo de armonizar los tres en un único estado en el cual se perciben como una sola experiencia, lo que llamamos la 'unificación de las tres regulaciones'.

GRADOS DE RELAJACIÓN Y TENSIÓN

'Relajación' y 'tensión' son conceptos opuestos, pero en la teoría de los "métodos de relajación" del *qigong*, se unifican de manera dialéctica.

En primer lugar, durante la práctica, debe haber cierta tensión en la relajación y cierta relajación en la tensión. En la práctica de los "métodos de relajación" del *qigong*, no se trata de tener el cuerpo completamente flojo, porque en el cuerpo totalmente flácido, aunque parezca relajado, se pueden comprimir las articulaciones, incluso tumbados en una cama. Un cuerpo demasiado flojo tampoco

es bueno para la buena circulación del *qi* y la sangre. Por esto en la práctica del *qigong* la relajación tiene cierta firmeza interna, lo que tradicionalmente se describe como "relajado, pero no laxo" (*song er bu xie* 松而不懈). De la misma manera, en las posiciones sentadas y de pie de los "métodos de relajación" se requiere 'rectitud' (*zheng* 正), lo que se podría interpretar como tensión corporal, cuando en realidad no lo es. La 'rectitud' hace referencia a una posición erguida de forma natural y relajada, cuando el *qi* y la sangre circulan en plenitud, cómo en un árbol que se extiende y crece con vigor gracias al sol y al agua que recibe. Se trata de cultivar un estado "tónico sin rigidez" (*jin er bu jiang* 紧而不僵), evitando una posición rígida y estática de marioneta.

En segundo lugar, en el proceso de relajación, la tensión y la relajación se promueven y transforman mutuamente. En los "métodos de relajación", *yishou* 意守 o 'guarda de la atención' hace referencia a la técnica de centrar la atención en un punto en concreto. Se trata de un término muy común en el *qigong* moderno. *Yi* 意 hace referencia a la conciencia, el pensamiento o la mente; *shou* 守 significa, recoger, y, guardar. En general, *yishou* se refiere al método y proceso de centrar y mantener la atención en una parte específica del cuerpo o en un objeto durante la práctica de *qigong*. Por ejemplo, el "método de relajación en tres líneas" comprende en total 31 puntos para *yishou* que consisten en 27 partes del cuerpo, tres puntos de finalización más el *dantian* inferior en el abdomen. La focalización *yishou* durante la práctica se considera un momento de tensión dedicado a promover la relajación; por otro lado, el mismo hecho de centrar la atención en un punto en concreto (*yishou*) ayuda a eliminar los pensamientos dispersos a través del principio "un pensamiento remplaza los diez-mil pensamientos" (*yi nian dai wan nian* 一念代万念) para alcanzar gradualmente el estado de relajación y quietud del *qigong*. Sobre esta base, se observan y ajustan las sensaciones y cambios en diferentes aspectos del cuerpo para obtener mejores efectos de la práctica. Al practicar métodos más bien estáticos, como los de "relajación y apertura", "relajación en tres líneas", "relajación por zonas", "relajación localizada", "relajación del cuerpo entero", así como sus respectivos "métodos inversos", el uso de la tensión para promover la relajación consiste en el *yishou* o 'guarda de la atención' en una parte concreta del cuerpo, y en la pronunciación del sonido *song* 松 "relajar". Del mismo modo, en los métodos más dinámicos de relajación con temblor o con palmadas, las palmadas o el temblor representan el aspecto de tensión en el proceso de relajación en que los golpes suaves o bien la vibración/temblor ayudan a relajar más profundamente el cuerpo.

AVANCE GRADUAL

El proceso de relajación se puede dividir en tres niveles o etapas: relajarse hasta la quietud (*songjing* 松静 o 'relajación-quietud'), relajarse hasta la apertura de la circulación de *qi* y sangre (*songtong* 松通 o 'relajación-apertura') y relajarse hasta el vacío (*songkong* 松空 o 'relajación-vacío'). Estos grados de relajación incluyen tanto aspectos físicos como mentales, los cuales están interconectados. Por un lado, la relajación del cuerpo favorece la relajación mental; por otro lado, la participación de la actividad mental es necesaria para relajar el cuerpo, adoptar solo una posición corporal correcta no es suficiente. Si no hay suficiente intención, la relajación no es óptima; pero si hay intención excesiva, la misma puede causar tensión mental, lo que tampoco es propicio para la relajación. Por lo tanto, es necesario que cada persona haga los ajustes necesarios en su práctica en base a la observación de sus sensaciones durante el proceso de relajación, para profundizar gradualmente en los requisitos de un buen estado de relajación.

Los requisitos para comenzar la práctica de los "métodos de relajación" *fang song* gong son un cuerpo relajado y un estado mental tranquilo, es decir, sentir el cuerpo relajado y distendido de forma natural de arriba

a abajo, por dentro y por fuera, tanto sus extremidades y articulaciones como la piel y los pelos; la circulación del *qi* y la sangre fluida y sin obstrucciones; y la eliminación de pensamientos dispersos que conduzca a una mente tranquila y en paz. Los indicadores mencionados señalan que se ha entrado en la fase de 'relajación-quietud'. Si seguimos profundizando en la práctica, aparecerá la sensación de 'relajación-apertura' gradual del cuerpo, que algunos experimentan capa por capa y otros sección por sección, difundiéndose progresivamente por todo el cuerpo, llegando a cada rincón. Esta fase puede generar distintas sensaciones: algunas personas lo experimentan como si estuvieran sumergidos en agua, otras como si se estuvieran derritiendo como un cubito de hielo, y aún otras sienten que sus músculos y huesos se separan lentamente, dejando una estructura ósea desnuda mientras el resto se disuelve, y acaba por disolverse también el esqueleto, generando la sensación de estar y no estar, de ser visible e invisible. Estas sensaciones son indicadores de haber entrado en la fase de 'relajación-apertura', en que el *qi* y la sangre circulan de forma completamente desbloqueada; esta fase se caracteriza también por un estado mental aún más tranquilo, y una sensación de felicidad interior. Finalmente, se llega a la fase de 'relajación-vacío', caracterizada por un estado de vacío, donde incluso el cuerpo apenas perceptible desaparece, y la mente trasciende la tranquilidad, entrando en un estado de vacío. Es importante aclarar que lo que llamamos 'vacío' no es un vacío absoluto, ni un completo silencio, sino un estado de vacío vivo y activo. En esta fase, la respiración se hace extremadamente lenta y sutil. A través de la práctica continuada, se alcanza el estado de 'unificación de las tres regulaciones'. Para los principiantes, alcanzar la fase de 'relajación-quietud' es suficiente; las fases de 'relajación-apertura', y 'relajación-vacío' deben llegar de forma natural sin perseguirse intencionadamente, de lo contrario, el mismo afán de conseguir cierto estado impide el progreso.

ADAPTACIÓN INDIVIDUALIZADA

En cuanto a la posición para practicar, debido a las diferentes constituciones y condiciones físicas de cada persona, las posiciones adoptadas para la relajación pueden variar ligeramente. Por ejemplo, las personas que padecen capsulitis adhesiva del hombro, pueden tener más dificultades para relajar el brazo afectado y a menudo no consiguen ejecutar el requisito de 'axilas vacías' (*xu ye* 虚腋); o bien puede ser que las personas con lesiones en la rodilla, tengan un grado de fuerza menor en la rodilla afectada, y que su centro de gravedad a menudo se desplace hacia el lado sano. Se trata de fenómenos normales. A medida que la relajación se profundiza hasta un cierto nivel, el cuerpo gradualmente encuentra la posición que más le conviene en este momento dado, y la respiración también se ajusta a su frecuencia más adecuada. Como cada persona tiene unas condiciones físicas diferentes, su estado y posición no puede ser la misma; se trata de poner más énfasis en la calidad del estado interior y no tanto en los requisitos de la forma externa, como se describe en la expresión "exigir solo la idoneidad del estado de consciencia, no exigir la semejanza de la forma física" (*zhi qiu shenyi zu, buqiou xinghai si* 只求神意足，不求形骸似). La clave es encontrar el estado de relajación más adecuado para uno mismo en lugar de perseguir un ideal uniforme de corrección excesiva que puede ser contraproducente y causar tensión.

Con respecto al tiempo de práctica, hay que tener en cuenta que cada persona tiene unas condiciones físicas diferentes y un mayor o menor grado de tolerancia y resistencia. Especialmente en el caso de personas enfermas, es necesario tener en consideración la posible fluctuación de su fuerza/debilidad en función del momento del día. En todo caso, hay que establecer un tiempo razonable de práctica según la situación individual de cada persona. Una práctica excesiva puede resultar en una pérdida energética que perjudique el nivel de *qi* correcto (*zheng qi* 正气); mientras que un tiempo de práctica demasiado reducido puede no ser suficiente para estimular y movilizar la circulación del *qi* correcto en el cuerpo, dificultando así poder alcanzar el objetivo de la práctica. En el caso de los principiantes, se puede empezar eligiendo una de las posiciones de práctica y hacerla durante unos 20 minutos al principio, aumentando el tiempo gradualmente a 40 minutos, hasta llegar como máximo a 60 minutos; se puede realizar la práctica 1 o 2 veces al día.

Las personas con una buena condición física pueden emplear posiciones de pie o caminando, mientras que las personas con una condición físicamente más débil pueden optar por posiciones sentadas o acostadas para preservar su energía. Entre las cuatro modalidades de posiciones (caminando, de pie, sentada y acostada) la marcha es la modalidad que consume más energía, y en que la circulación de *qi* y sangre en el cuerpo es más vigorosa; por otro lado, supone una mayor dificultad para la relajación, especialmente para los principiantes, que pueden distraerse fácilmente. Las posiciones estáticas de pie consumen menos energía que la marcha, pero siguen promoviendo una circulación de *qi* y sangre más bien rápida, mientras que suponen menos dificultad para la relajación. Las posiciones sentadas consumen aún menos energía; en ellas, la circulación de *qi* y sangre es más lenta y son las que permiten relajarse más fácilmente. Las posiciones acostadas son las que consumen menos energía y tienen una circulación de *qi* y sangre más lenta; no es tan fácil relajarse en ellas, aunque puedan generar fácilmente somnolencia en los principiantes.

Por la mañana, es más beneficioso practicar ejercicios dinámicos como los métodos de relajación 'con palmadas' o 'con temblor', que ayudan a mantener una buena circulación del *qi* y la sangre. Por la noche, antes de dormir, se recomienda practicar métodos más estáticos o meditativos que son buenos para facilitar el sueño, como los métodos de "relajación y apertura", "relajación en tres líneas", "relajación por zonas", "relajación localizada", "relajación del cuerpo entero", así como sus respectivos "métodos inversos".

Cabe mencionar que no se recomienda entrar en un estado de meditación o quietud muy profundo durante la práctica de los "métodos de relajación" en circunstancias donde podamos sufrir interrupciones, como durante la práctica en un sitio de trabajo, en un lugar público o durante una tormenta eléctrica. Sufrir un sobresalto durante la práctica podría causar reacciones inesperadas (*jing gong* 惊功) al desestabilizar de golpe la circulación de *qi*. En un entorno seguro y de confianza, como en casa en un momento de tranquilidad, se puede profundizar más el nivel de relajación y quietud para obtener mejores resultados de la práctica.

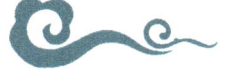

放 松 功　·　*Métodos de relajación*

Características y principios esenciales

———

特
色
与
要
领

CARACTERÍSTICAS Y PRINCIPIOS ESENCIALES

LOS "MÉTODOS DE RELAJACIÓN" COMO FUNDAMENTO DE TODO TIPO DE FORMAS DE *QIGONG*

Cualquier método de *qigong*, sea de la escuela que sea, se basa en el enfoque de las tres regulaciones: del cuerpo, la respiración y la mente. Esta constante regulación del cuerpo, la respiración y el estado mental en el entrenamiento del *qigong* tiene como objetivo el estado denominado la 'unificación de las tres regulaciones'. No importa cuál sea el método en cuestión, toda práctica de *qigong* requiere inicialmente una posición correcta, una respiración bien regulada y el recogimiento de la mente hacia el interior para transitar hacia una buena eficiencia postural, una respiración larga y suave, y un estado mental de paz interior sin pensamientos dispersos.

Durante este proceso de regulación, la relajación es el requisito previo para todos los demás requisitos de la práctica como son:

- Posición alineada y sin esfuerzo.
- Cuerpo ligero y lleno de vitalidad, caracterizado por trazar líneas curvas.
- Respiración profunda, larga, suave y fina.
- Mente recogida hacia el interior del *dantian*, llena de claridad en su quietud.

En muchas escuelas, el proceso de profundización en la práctica siempre se acompaña de métodos de relajación. Por ejemplo, en la práctica de las "circulaciones microcósmica y macrocósmica" (*zhou tian gong* 周天功), un método muy representativo de las formas de *qigong* taoístas, solo después de haber relajado el cuerpo y la mente, habiéndose activado la circulación de *qi* y sangre en el cuerpo, se puede recoger el *qi* (fuerza o energía vital) en el *dantian*. Si la musculatura está tensa, la posición rígida, la respiración agitada y la mente dispersa, es difícil recoger el '*qi* verdadero' (*zhenqi* 真气) en el *dantian*. Una respiración relajada es fundamental para la práctica; solamente a través de la 'regulación de la respiración' durante el proceso de relajación se puede propeler el movimiento de circulación del '*qi* verdadero' o energía vital primigenia.

También empiezan por la relajación los métodos más representativos de las escuelas budistas como *liu miao fa men* 六妙法门 "las seis puertas maravillosas del dharma" y *si chan ba ding* 四禅八定 "los cuatro niveles de meditación *chan* y los ocho estados de conciencia". En el método *si chan ba ding* se parte de la 'regulación de la mente' (*tiao xin* 调心); solo después de relajar el cuerpo y la mente y eliminar los pensamientos dispersos, se puede profundizar gradualmente en el nivel de la práctica; si el cuerpo está rígido, y la mente agitada y llena de pensamientos dispersos, es muy difícil profundizar en el estado meditativo de quietud. En el método de *liu miao fa men* se parte de la 'regulación de la respiración' (*tiao xi* 调息), con el cuerpo relajado y en una posición correcta y cómoda, la respiración puede fluir suavemente, permitiendo entrar gradualmente en un estado de respiración "profunda, larga, suave y fina"; si la respiración está agitada, en cambio, es muy difícil avanzar en el refinamiento interior de la práctica.

La relajación es igualmente importante en los métodos de *qigong* dinámico. En prácticas como "los ocho brocados" (*ba duan jin* 八段锦) y "la representación de los cinco animales" (*wu qin xi* 五禽戏), así como en otras formas basadas en el movimiento, se empieza a partir de la 'regulación del cuerpo', la cual es necesaria para la libre circulación del *qi* y la consecuente suavidad y amplitud de los movimientos. Igualmente, la relajación previa es necesaria para entrar en el estado mental requerido por la práctica. Por ejemplo, en "la representación de los cinco animales", se requiere una 'similitud de espíritu' (*shen si* 神似), es decir, no solo se busca imitar la apariencia de cada uno de los cinco animales, sino también su actitud mental; por esto es esencial relajar la mente y dejar de lado la actitud mental propia, a fin de lograr una verdadera imitación de la esencia psicológica del animal, es decir, una 'similitud de espíritu'.

放 松 功　•　*Métodos de relajación*

Ejecución del método

功法操作

EJECUCIÓN DEL MÉTODO

BASES DE LA PRÁCTICA

La práctica de los "métodos de relajación" del *qigong* incluye el trabajo sobre tres aspectos fundamentales: el cuerpo, la respiración y el estado mental; a lo que técnicamente nos referimos con los términos 'regulación del cuerpo' (*tiao shen* 调身), 'regulación de la respiración' (*tiao xi* 调息) y 'regulación de la mente' (*tiao xin* 调心). La 'regulación del cuerpo' consiste en las pautas para tener una buena posición de práctica y realizar los movimientos pertinentes de la manera adecuada; la 'regulación de la respiración' está enfocada en ajustar y controlar la respiración durante la práctica; y la 'regulación de la mente' consiste en la gestión de la actividad mental. En definitiva, 'las tres regulaciones' (*san tiao* 三调) abarcan el control de todos los aspectos que se pueden autorregular en uno mismo. La importancia de estas regulaciones varía entre las diferentes prácticas de *qigong*; en algunas técnicas estáticas se pone más énfasis en la 'regulación de la mente', mientras que en otras, como las técnicas de relajación por temblor o palmadas, la 'regulación del cuerpo' tiene más protagonismo.

Regulación del cuerpo

En la práctica de los "métodos de relajación" del *qigong* se pueden elegir distintas posiciones: de pie, sentados, acostados o incluso caminando. En función de la posición o modo de práctica elegido, nombramos los distintos modos de práctica: 'modo en pie', 'modo sentado', 'modo acostado' y 'modo en marcha'.

1. Modo en pie (*zhan shi* 站式)

En pie, de forma natural y cómoda, con las piernas separadas y los pies paralelos al ancho de los hombros, con las rodillas ligeramente dobladas, sin que sobrepasen los dedos de los pies; los glúteos hacen el gesto de sentarse hacia abajo, como si estuvieran sobre un taburete, con la zona lumbar estirada y desplegada, sin que sobresalga el vientre; el torso erguido, con el pecho ligeramente hundido (*han xiong* 含胸), la espalda estirada (*ba bei* 拔背), y el cuello y la cabeza erguidos. Los ojos ligeramente cerrados y la boca casi cerrada. Se dejan caer los brazos de forma natural, con los hombros relajados y los codos hacia abajo. Las manos se pueden dejar colgando a los lados del cuerpo (imagen "modo en pie 1"), abrazando el *dantian* (imagen "modo en pie 2"), o bien delante del cuerpo, con las palmas hacia el interior, como si se abrazara una esfera.

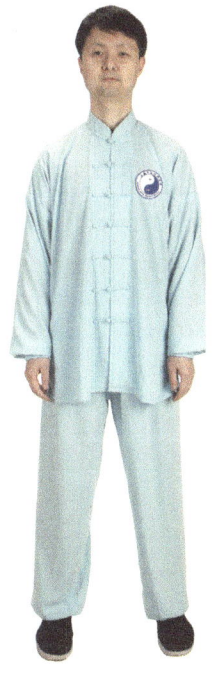 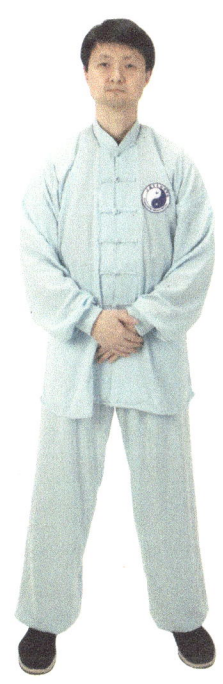

Modo en pie 1   *Modo en pie 2*

2. Modo sentado (*zuo shi* 坐式)

Modo sentado recto (*ping zuo shi* 平坐式): En posición sentada con las nalgas ocupando el tercio frontal de la silla

o taburete, es decir, sin ocupar completamente la silla, que debe de tener una altura igual o similar a la longitud de la tibia. Los pies se sitúan en paralelo, separados al ancho de los hombros, con las rodillas formando un ángulo de 90 °, y los muslos paralelos al suelo, y formando un ángulo de 90 ° con el torso. La zona lumbar debe estar recta, la cabeza erguida con la barbilla recogida un poco hacia dentro, el pecho relajado, la espalda recta y el cuello estirado sin esfuerzo. Se cierran los ojos suavemente, y también la boca, con naturalidad, con la sensación que los dientes superiores e inferiores se juntan y separan a la vez. Se dejan caer los brazos con naturalidad, con los hombros relajados, los codos hacia abajo y las palmas de las manos hacia abajo, colocadas de forma natural sobre los muslos (imagen "modo sentado 1"), o bien reposando sobre el bajo vientre, con los codos naturalmente doblados y las axilas distendidas sin cerrarse.

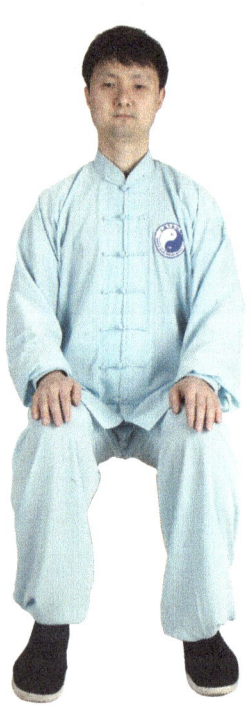

Modo sentado 1

Modo reclinado (*kao zuo shi* 靠坐式): En posición sentada sobre la cama con el torso reclinado sobre un cojín en un ángulo de unos 45 °, con la cabeza recta, el cuello relajado y estirado, la boca y los ojos cerrados suavemente. Se dejan las extremidades estiradas de forma natural, con las piernas separadas o juntas en función de la costumbre personal, y las puntas de los pies ligeramente hacia afuera de forma natural. Los brazos se colocan a los lados del cuerpo de forma natural, con las palmas de las manos hacia el interior o bien con las manos superpuestas encima de la zona del *dantian*.

Modo sentado en posición de loto (*pan zuo shi* 盘坐式): La parte superior del cuerpo se coloca de la misma manera que en el 'modo sentado recto', y se cruzan las piernas. Las manos se colocan de forma natural encima de las rodillas (imagen "modo sentado 2") o bien superpuestas sobre la zona del *dantian*.

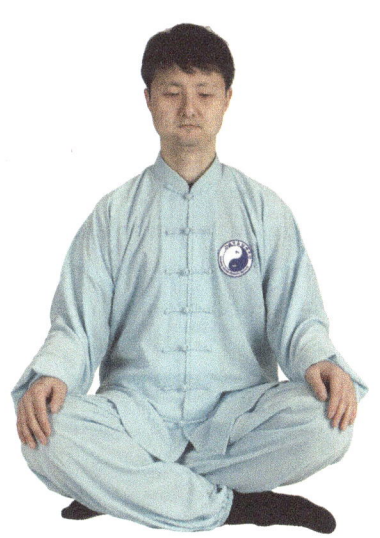

Modo sentado 2

3. Modo acostado (*wo shi* 卧式)
Modo acostado boca arriba (*yang wo shi* 仰卧式): Acostado en plano encima de la cama cara arriba, con la cabeza recta, los ojos y la boca ligeramente cerrados, las extremidades estiradas de forma natural, con las piernas

separadas o juntas en función de la costumbre personal, y las puntas de los pies ligeramente hacia afuera de forma natural. Los brazos se colocan a los lados del cuerpo de forma natural (ver imagen "modo acostado 1"), con las palmas de las manos hacia el interior o bien con las manos superpuestas encima de la zona del *dantian*.

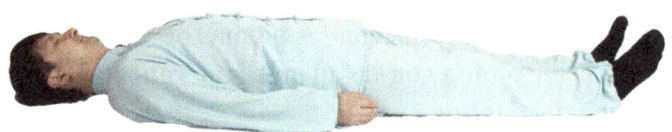

Modo acostado 1

Modo acostado de lado (*ce wo shi* 侧卧式): Tumbado de lado en la cama, con la cabeza ligeramente recogida hacia el pecho, los ojos ligeramente cerrados, los muslos superpuestas con las rodillas dobladas de forma natural, la pierna superior más flexionada que la inferior; la mano superior con la palma hacia abajo, colocada encima de la cadera, y el brazo inferior doblado con la palma hacia arriba, delante de la oreja. Es posible acostarse tanto del lado izquierdo como del derecho, pero al tener el corazón en el lado izquierdo del cuerpo, si nos tumbamos de este lado, el corazón queda en la parte de abajo y recibe más presión, por eso, en general, es mejor tumbarse del lado derecho (ver imagen "modo acostado 2").

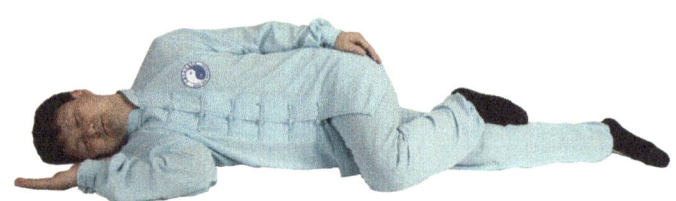

Modo acostado 2

4. Modo en marcha (*xing shi* 行式)
Con la cabeza erguida, los ojos ligeramente cerrados mirando hacia delante, el cuello relajado y estirado, los

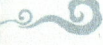

hombros asentados, el pecho hundido, la espalda estirada, y la zona lumbar relajada y recta, dejamos que los brazos se balanceen de forma natural y que el caminar avance de forma relajada, sin dar pasos demasiado grandes, manteniendo el cuerpo erguido, a un ritmo lento y natural. La relajación en el "modo en marcha" tiene cierta dificultad debido a su mayor amplitud de movimiento, por lo que puede ser que a los principiantes les cueste alcanzarla; sin embargo, se irá logrando gradualmente a medida que se profundice en la práctica.

Hemos presentado una gran variedad de posiciones pero, volviendo a su aspecto esencial, la clave de una buena 'regulación del cuerpo' es su completa relajación. Los requerimientos de cada postura se van a lograr de forma gradual durante el proceso de relajación y no pasa nada si no se pueden cumplir de forma exacta al principio. Lo principal es mantener el cuerpo alineado y relajado y, a medida que vayamos acumulando tiempo de práctica, aumentará el grado de relajación y la postura corporal se irá ajustando de forma natural.

Regulación de la respiración
1. Tipos de respiración según su forma
Respiración natural: Parecida a la respiración habitual en la vida cotidiana en momentos de calma, poniendo una ligera atención en la expiración durante la práctica. Esta respiración es un poco más lenta que la respiración habitual, expirando-inspirando unas 10 veces por minuto. Se trata de una respiración torácica ligeramente intencionada; la respiración torácica se caracteriza por el movimiento visible del pecho al inspirar y expirar.

Respiración abdominal: Se trata de una forma de respiración que se desarrolla gradualmente a partir de la respiración natural a través de una práctica prolongada y se caracteriza por el movimiento ascendente y descendente del abdomen al respirar. Se puede distinguir entre la respiración abdominal normal y la respiración abdominal inversa en función del tipo de movimiento abdominal. En la

respiración abdominal normal, el abdomen se expande al inspirar y se contrae al expirar. En la inversa, el abdomen se contrae al inspirar y se expande al expirar.

Respiración con voz: Consiste en emitir un sonido durante la expiración. La 'respiración con voz' más habitual en los "métodos de relajación" es la pronunciación (inaudible o audible) de la palabra *song* 松 ("relajar") durante la expiración. Al principio, la pronunciación audible de *song* al expirar contribuye a la relajación y a la concentración. A medida que se profundiza en la relajación y la quietud, se transita hacia una pronunciación inaudible del sonido, hasta abandonar incluso su articulación, y manteniendo únicamente la sensación de 'relajación'.

2. Modos de respiración según su calidad

Los antiguos describen cuatro circunstancias distintas relacionadas con la calidad de la respiración durante la meditación: aquella que es audible se llama 'respiración ventosa'; aquella inaudible, 'respiración gaseosa'; la 'respiración sutil' es aquella que entra y sale con fluidez; mientras que aquella que no fluye bien se llama 'respiración obstruida'. Más concretamente, la 'respiración ventosa' (*feng xiang* 风相) hace referencia a la respiración nasal audible durante la meditación; la 'respiración obstruida' (*chuan xiang* 喘相) hace referencia a una respiración que a pesar de ser inaudible, no llega a ser completamente fluida; la 'respiración gaseosa' (*qi xiang* 气相) indica una calidad silenciosa y sin obstrucciones, pero no suficientemente fina; finalmente la 'respiración sutil' (*xi xiang* 息相) hace referencia a una calidad de respiración inaudible, sin obstrucciones, fina, que entra y sale de forma continua, que parece estar y no estar a la vez, y que va acompañada de un estado de profunda paz y bienestar.

Los distintos modos de respiración (ventosa, obstruida, gaseosa y sutil) tienen cada uno sus aplicaciones concretas en la práctica de *qigong*, y no deben calificarse de superiores o inferiores. Por ejemplo, la 'respiración gaseosa' es el modo de respiración natural de las personas.

Se caracteriza por ser inaudible, aunque exista una clara distinción y breve pausa entre la inspiración y la expiración. La 'respiración ventosa' aparece cuando se requiere una mayor intensidad respiratoria, lo que causa un sonido similar al silbido del viento al pasar por una brecha, de ahí su nombre. El modo de 'respiración obstruida' puede aparecer en la práctica cuando hay una respiración aún más intensa, caracterizada por la apertura de la boca y el movimiento de hombros, con un flujo de aire fuerte y basto, que podemos encontrar, por ejemplo, en el tipo de respiración aplicada antes de la 'emisión de fuerza' (*fa li* 发力) en ciertos ejercicios de *qigong* de las artes marciales.

El modo de 'respiración sutil' descrito antiguamente como que "entra y sale con fluidez", se podría describir actualmente como una respiración profunda, larga, suave, fina, balsámica, continua y sin fin. La descripción de "continua y sin fin" hace referencia a una transición imperceptible entre la expiración y la inspiración, igual que el sonido ininterrumpido en el vaivén del arco de un violinista experto. Si la transición deja huella, es que hay un espacio de interrupción entre expiración e inspiración, por lo que la respiración no se puede describir como "continua y sin fin". Antiguamente, para comprobar la calidad de esta respiración, se colocaba una pluma de ganso cisne frente la nariz, y se requería que "la pluma pudiera no moverse". Según las investigaciones modernas, sabemos que el ser humano respira de manera habitual entre 16 y 20 veces por minuto, y que durante la práctica de meditación puede disminuir la frecuencia a 10 veces por minuto, e incluso a una vez cada varios minutos. En este caso, se trata de una disminución del número de respiraciones por minuto, y no una contención de la respiración, es decir, no hay pausa entre respiraciones, simplemente se extiende la duración de cada fase respiratoria. En la práctica de los "métodos de relajación" del *qigong*, el modo de respiración requerido es este último, llamado 'respiración sutil' (*xi xiang* 息相), y en general, procuraremos evitar los otros tres modos de respiración. Eso se debe a que, desde el punto de vista de la dinámica de la fuerza vital o *qi*, "la 'respiración ventosa' dispersa, la 'respiración obstruida' restringe, la 'respiración gaseosa' desgasta, y la 'respiración sutil' consolida". Solo la 'respiración sutil', con su calidad "continua y sin fin, como si estuviera y no estuviera a la vez", es beneficiosa para penetrar en los niveles superiores de los estados de práctica del *qigong*.

En este proceso de 'regulación de la respiración' (*tiao xi* 调息), hay que regirse por el principio de "no olvidar ni ayudar" (*wu wang wu zhu* 勿忘勿助), es decir, se trata de ajustar activamente la respiración hacia una calidad más profunda, larga, suave, fina y continua, pero sin contener la respiración ni forzar su ritmo; se debe "utilizar la intención y no la fuerza" (*yong yi bu yong li* 用意不用力). Los malestares que puedan aparecer durante la práctica, como opresión en el pecho, mareos, fatiga, etc. suelen estar relacionados con una incorrecta ejecución de la respiración. Cuando tengamos una base sólida en la práctica de la 'regulación de la respiración', el proceso de control de la respiración sutil podrá pasar de un plano consciente a un plano subconsciente, sin necesidad de una concentración específica en él, sencillamente se desarrollará de forma natural. En resumen, en la práctica de los "métodos de relajación" del *qigong*, se utiliza el modo de 'respiración sutil' y se pone especial énfasis en la expiración.

Regulación de la mente

La 'regulación de la mente' (*tiaoxin* 调心) es central en los "métodos de relajación" del *qigong* y es también el aspecto que supone una mayor dificultad. Existen fundamentalmente dos técnicas que se utilizan habitualmente con este fin: *yishou* 意守 o 'guarda de la atención' y *guanxiang* 观想 o visualización.

1. Guarda de la atención (*yishou* 意守)

'Guardar la atención' es poner suavemente la consciencia en un punto en concreto. El punto *yishou* en el cual se 'guarda la atención' puede ser una parte del cuerpo o bien algún tipo de sensación. Durante la práctica de relajación, se 'guarda la atención' de forma habitual en partes

del cuerpo como el *dantian*, *mingmen* (DU4) y el ombligo, descritos a continuación, así como en la sensación de relajación. La aplicación del *yishou* se divide en dos pasos: en primer lugar, se retrae la atención de afuera hacia dentro y, en segundo lugar, se centra en el punto en cuestión, logrando un estado de recogimiento de la mente, la mirada y la escucha hacia el interior. 'Escuchar internamente' (*neiting* 内听) y 'ver internamente' (*neishi* 内视) hacen referencia a la percepción al centrar la atención hacia el interior. Es importante enfatizar que la 'guarda de la atención' o *yishou* consiste en poner la consciencia en un punto concreto, como el *dantian*, de forma sutil y ligera, sin forzar, sin fijación.

La diferencia entre 'guardar la atención' en un punto *yishou* del cuerpo o en otro radica en los diferentes efectos fisiológicos que tienen estos puntos. Por ejemplo, según la teoría del yin-yang, para las personas con deficiencia de yin y exceso de yang son beneficiosos los ejercicios estáticos de meditación, así como 'guardar la atención' en el punto *yongquan* (R 1) de la planta del pie; mientras que para las personas con exceso de yin y debilidad de yang, son más recomendables las formas dinámicas de *qigong*, y 'guardar la atención' en *mingmen* (DU 4), en la zona lumbar.

Dantian 丹田 o 'campo del elixir': Ubicado 3 cun (10 cm aprox.) por debajo del ombligo. Considerando que la distancia entre el ombligo hasta la sínfisis púbica es de 5 *cun*, 3 *cun* corresponde a la ubicación del punto *guanyuan* 关元 (REN 4) del vaso de concepción. En la práctica real, no se centra la atención en un punto específico, sino en toda un área alrededor de este punto central. Desde la antigüedad se ha dado mucha importancia al *dantian*. En la tradición taoísta, se considera que el *dantian* es el lugar donde se almacenan la 'esencia' (*jing* 精), la fuerza vital o energía (*qi* 气) y el espíritu (*shen* 神), y es el punto de inicio en la práctica de la 'circulación microcósmica' (*xiao zhou tian* 小周天). 'Guardar la atención' en el *dantian* puede estimular las sustancias energéticas del cuerpo y enriquecer la fuerza vital primigenia del *dantian* inferior; se puede aplicar para prevenir el envejecimiento prematuro, así como promover la salud y la longevidad.

Ombligo: Ubicado justo en el centro del hueco umbilical, es un punto importante del vaso de concepción (*ren mai* 任脉). Es el canal a través del cual el feto recibe nutrientes de la madre antes de nacer y, durante el desarrollo embrionario, está directamente conectado a la pared abdominal, internamente vinculado a los doce meridianos, los cinco órganos y las seis vísceras (*wu zang liu fu* 五脏六腑), las cuatro extremidades y los cien huesos (*si zhi bai hai* 四肢百骸), a los cinco palacios u orientaciones (*wu gong* 五宫), así como a la piel, los músculos y los tendones. Por esta razón, históricamente los médicos lo han considerado un punto crucial para el tratamiento de enfermedades.

Mingmen 命门 o 'puerta de la vida': Punto ubicado sobre el recorrido del vaso gobernador (*du mai* 督脉), entre las apófisis espinosas de la segunda y tercera vértebras lumbares. La medicina tradicional china considera que *mingmen* alberga la fuerza vital primigenia, el *qi* precósmico o innato (*xian tian zhi qi* 先天之气), que centraliza y refleja las funciones del 'riñón' según la MTC, y por lo tanto, tiene un papel fundamental para las funciones de los cinco órganos y las seis vísceras (*wu zang liu fu* 五脏六腑). En los hombres, almacena la 'esencia' reproductiva, y en las mujeres, está estrechamente relacionado con el útero, por lo que tiene una importante influencia en la función reproductiva de ambos sexos. En general, se considera que *mingmen* contiene tanto el yang verdadero (fuego verdadero) como el yin verdadero (agua verdadera), y que activa y sostiene las actividades vitales de los cinco órganos y las seis vísceras, y de todo el cuerpo humano. Sin embargo, también existe el punto de vista según el cual *mingmen* solo contiene el 'fuego verdadero' (*zhen huo* 真火) y no el 'agua verdadera' (*zhen shui* 真水). Actualmente se tiende a considerar que *mingmen* alberga principalmente el 'fuego verdadero', llamado también 'fuego de *mingmen*' (*ming men huo* 命门火) o 'fuego de

la vida' (*ming huo* 命火). Dado que en la MTC el 'riñón' es la 'raíz precósmica' o 'raíz innata' (*xian tian zhi ben* 先天之本), así como 'la casa del agua y el fuego' (*shui huo zhi zhai* 水火之宅), sea cual sea el punto de vista desde el cual lo miremos, la función de *mingmen* está estrechamente relacionada con el 'riñón' según la comprensión de la MTC.

'Guardar la atención' en el *dantian* o en el ombligo pone énfasis en cultivar y reforzar el *qi* primigenio (*yuan qi* 元气). 'Guardar la atención' en *mingmen* pone énfasis en fortalecer la zona lumbar y reforzar el 'riñón'. También existe la posibilidad de practicar 'guardando la atención' en dos o tres de estos puntos (*dantian*, ombligo, *mingmen*) sucesivamente.

Cuando practiquemos *yishou*, debemos evitar forzar la atención en un punto, sencillamente se trata de dejarla allí suavemente, "guardándola sin guardar". Si durante un momento no encontramos la sensación del *dantian* o del punto en cuestión, no pasa nada, solo hace falta esperar tranquilamente y la sensación en esta zona aparecerá espontáneamente.

2. Visualización (*guanxiang* 观想)

La visualización, llamada *guanxiang* 观想 "observar el pensamiento" o *cunxiang* 存想 "albergar el pensamiento", consiste en imaginar escenas específicas, o bien estados físicos y mentales que uno haya experimentado personalmente. En las prácticas de relajación, se puede visualizar agua fluyendo a través del cuerpo o imaginar que el cuerpo es como una esponja, por ejemplo. La diferencia entre la 'guarda de la atención' (*yishou* 意守) y la 'visualización' (*guanxiang* 观想) radica en que el objeto donde 'guardamos la atención' a menudo existe en la realidad, mientras que el objeto o contenido de la visualización en general es imaginario y puede no existir en la realidad o en el momento presente, por ejemplo, visualizar la luna llena en el cielo cuando, de hecho, podría ser un día nublado en que la luna no fuera visible.

Distintos contenidos en la visualización pueden generar diferentes efectos. Por ejemplo, visualizar la luna o el agua fluyendo puede tener un efecto tranquilizante; visualizar el sol o llamas puede tener un efecto estimulante e incluso crear cierta sensación de calidez. Visualizar objetos estáticos propicia entrar en un estado de calma. Antes de practicar *qigong*, por ejemplo, visualizar una superficie de agua tranquila inducirá calma en seguida y ayudará a entrar en el estado de práctica del *qigong*. En cambio, visualizar objetos en movimiento favorece el flujo de *qi* y sangre, como por ejemplo, las visualizaciones en el "método de relajación del cuerpo entero": visualizar agua que atraviesa el cuerpo fluyendo desde la coronilla hacia abajo, o bien ondas electromagnéticas que se expanden desde el *dantian* hacia afuera, ayuda a extender la relajación de forma gradual.

EJECUCIÓN CONCRETA

La práctica de "los métodos de relajación" del *qigong* (*fang song gong* 放松功) se divide en tres partes: la preparación previa, el cuerpo principal de la práctica, y los ejercicios posteriores.

PREPARACIÓN PREVIA

Realizar de forma adecuada la preparación previa ayuda a reducir los pensamientos dispersos durante la práctica, y a mejorar su calidad, asegurando su buen desarrollo. En general, la preparación se realiza durante los 5 o 10 minutos previos al método en cuestión.

1. Empezamos estabilizando el estado emocional, dejando de lado las actividades previas, como los asuntos del trabajo, estudios, lecturas, reflexiones, o actividades de ocio, entre otras. En el caso de sentir mucha fatiga o malestar emocional, se recomienda dejar la práctica para otro momento.

2. Se recomienda que el espacio de práctica tenga una iluminación no demasiado intensa y que esté bien ventilado ; asimismo, se deben evitar las corrientes de aire directas.

3. Se debe buscar un entorno que se mantenga relativamente tranquilo, evitando, en general, que puedan darse ruidos fuertes durante la práctica.

4. En el caso de que el paciente experimente algún tipo de dolor localizado o bien síntomas clínicos pronunciados que afecten la práctica, se pueden tomar las medidas oportunas previamente.

5. Si es necesario, se prepara la cama o silla que se utilizará durante la práctica, y nos asegurmos de que tenga las características adecuadas. En general, se recomienda usar una cama con somier de tablones de madera. La altura de la silla debe ser la adecuada; si la silla es demasiado alta, podemos colocar un alza bajo los pies; si es demasiado baja, podemos elevar la altura de la silla con un cojín.

6. En caso de sentir la necesidad, se recomienda orinar o ir de vientre antes de empezar la práctica.

7. En caso de llevar ropa o complementos que constriñan el cuerpo, como el cuello de la camisa o el cinturón, se aflojarán para máxima comodidad. Se recomienda no llevar la ropa ni demasiado ajustada ni demasiado holgada.

8. Se hacen previamente tres ejercicios de *qigong* con el fin de fortalecer el cuerpo y la salud: golpetear los dientes, remover el mar para tragar saliva, y masajear el abdomen.

Golpetear los dientes: Golpear los dientes superiores contra los inferiores, primero los molares tres veces, luego los incisivos tres veces. La técnica puede ayudar a centrar la atención y tiene el efecto de fortalecer los dientes y beneficiar la 'esencia' (*jing* 精).

Agitar el mar para tragar saliva: Remover la lengua suavemente seis veces en círculo, pasando de forma secuencial por la parte exterior superior los dientes, luego la parte exterior inferior, la parte interior superior e interior inferior. Primero hacia la izquierda y luego hacia la derecha, sin forzar. Luego, presionar ligeramente el

paladar con la punta de la lengua y poner la atención en la parte inferior de la lengua. Cuando se haya acumulado bastante saliva, hacer gárgaras tres veces y tragar en tres partes. El ejercicio humidifica 'estómago' e 'intestinos' según la MTC, ayuda la digestión, y mejora el amargor en la boca así como el mal aliento.

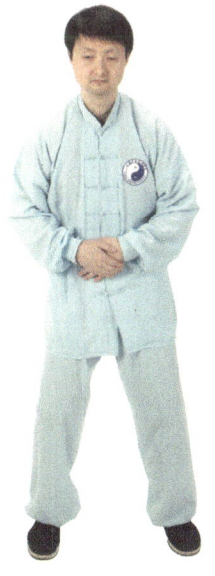
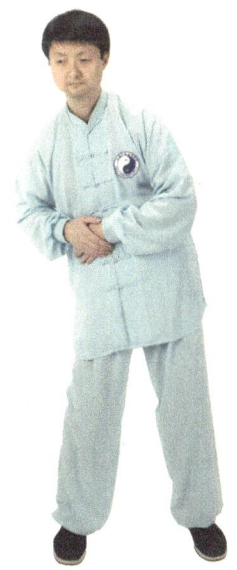

Preparación previa 1   *Preparación previa 2*

Masajear el abdomen: Frotar las manos hasta calentarlas, superponerlas (generalmente con la derecha sobre el dorso de la izquierda) y frotar alrededor del ombligo con la palma de la mano, primero en dirección horaria y luego en dirección antihoraria, tres círculos en cada dirección. Tomando como ejemplo los círculos en dirección horaria, ver las imágenes 1-4 de la "preparación previa". La clave es usar el movimiento de la zona lumbar y cintura para dirigir el movimiento de las manos.

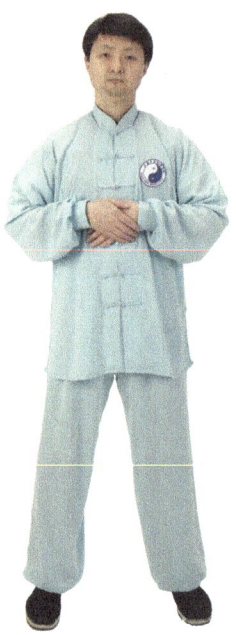
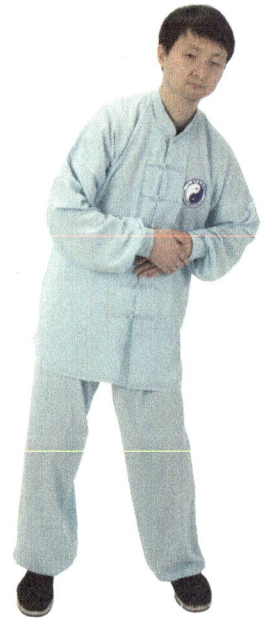

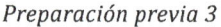

Preparación previa 3   *Preparación previa 4*

CUERPO PRINCIPAL DE LA PRÁCTICA

El cuerpo principal de la práctica consiste en uno de los siguientes métodos: "método de relajación y apertura", "método de relajación en tres líneas", "método de relajación por zonas", "método de relajación localizada", "método de relajación del cuerpo entero", "métodos de relajación inversos", "método de relajación con temblor" y "método de relajación con palmadas". Se trata de distintas herramientas que comparten muchas similitudes; por ejemplo, los métodos de "relajación y apertura", "relajación de tres líneas", "relajación por zonas", "relajación localizada" y "relajación del cuerpo entero" pueden practicarse en las mismas posiciones, es decir, de pie, sentados, acostados y en marcha. Estos métodos de relajación ponen énfasis en la regulación de la mente, logrando la relajación física y mental a través de diferentes técnicas mentales. Los métodos de "relajación con temblor" y de "relajación con palmadas" se consideran más bien prácticas dinámicas, que pueden practicarse de pie, sentados o en marcha. Estos métodos más dinámicos no exigen mucho en cuanto al estado mental, y se centran más en la regulación de los movimientos corporales.

1

MÉTODO DE RELAJACIÓN Y APERTURA
SONG TONG FA
松通法

El "método de relajación (*song* 松, relajar) y apertura (*tong* 通, abrir o desbloquear el flujo de *qi*)" consiste en relajar conscientemente el cuerpo de arriba hacia abajo, con el requisito de llevar la mirada hacia el interior, la mente hacia el interior y la escucha hacia el interior, en combinación con la pronunciación de la palabra *song* 松 "relajar" o bien poniendo la intención en la sensación de relajación, con la finalidad de relajar cuerpo y mente.

El método incluye tres pasos (o secciones): el primero es una relajación secuencial de todo el cuerpo; el segundo, mantener la atención en el *dantian*; y el tercero es recoger el 'elixir de jade' en el *dantian* (*yu ye huan dan* 玉液还丹). Se puede practicar en distintas posiciones: de pie, sentados, acostados o caminando, con el enfoque puesto principalmente en la regulación mental, es decir, en el control de la actividad mental. Cada sección se repite de 3 a 5 veces durante la práctica, alcanzando una duración total de 10 minutos como mínimo.

Primer paso:
Relajación de todo el cuerpo
Es válida cualquiera de las siguientes posturas: de pie, sentados, acostados o caminando (para detalles e imágenes, ver la sección "Bases de la práctica"). Se puede utilizar la respiración natural o la respiración abdominal.

En general, la duración de la expiración es ligeramente más larga que la de la inspiración; durante la expiración, se pronuncia la palabra _song_ ("relajar"). Se va relajando cada parte del cuerpo de forma secuencial de arriba hacia abajo, siguiendo las instrucciones. El orden de la secuencia de relajación es: cabeza → cuello → hombros → parte superior de los brazos → codos → antebrazos → muñecas → manos → pecho y espalda → cintura, zona lumbar y abdomen → caderas → muslos → rodillas → parte inferior de las piernas → tobillos → pies.

Durante la práctica, es importante prestar atención a la coordinación entre la intención y la respiración. Al expirar, pronunciamos _song_ ("relajar"), y ponemos la intención de relajar cada parte del cuerpo siguiendo la secuencia de arriba a abajo. Hay dos maneras de controlar la intención o atención: la primera es escuchar atentamente la palabra _song_ que uno mismo pronuncia; la segunda es centrar la conciencia en la sensación de relajación, y sentirla en cada parte del cuerpo cada vez que se pronuncia _song_.

Segundo paso:
Mantener la atención en el _dantian_
Se mantiene la misma postura que en el paso anterior. En el caso de haber elegido la postura de pie, sentada o acostada boca arriba, se colocan las manos superpuestas encima de la zona del _dantian_. Generalmente, los hombres colocan la mano izquierda debajo y las mujeres la derecha; las manos deben colocarse suavemente sobre el _dantian_ sin presionar. En el caso de haber elegido la postura acostada de lado, si se está sobre el lado derecho, la mano izquierda se coloca suavemente sobre el _dantian_ inferior, y la mano derecha frente a la oreja; si se está sobre el lado izquierdo, se hará al revés. En el caso de elegir hacerlo caminando, los brazos pueden balancearse de manera natural y relajada, o también se pueden colocar las manos superpuestas sobre el _dantian_. También es válido mantener la atención en el ombligo o en _mingmen_ en vez del _dantian_. La respiración sigue siendo natural o abdominal. Durante esta parte, ya no es necesario pronunciar _song_;

simplemente se mantiene una respiración profunda, larga, suave y fina.

Tercer paso:
Recoger el 'elixir de jade' en el *dantian*
Se mantiene la misma postura que en los pasos anteriores. Se traga la saliva que se haya acumulado en la boca en tres veces. Hay que tragar con suavidad, sin forzar. Se mantiene una respiración profunda, larga, suave y fina. Al tragar la saliva, se visualiza que el '*qi* verdadero' (*zhen qi* 真气) en el interior del cuerpo que desciende al *dantian* con la saliva de la boca. Durante los pasos anteriores de relajación del cuerpo y mantenimiento de la atención en el *dantian*, la cantidad de saliva segregada en la boca aumenta significativamente y, al llegar a la última parte de cierre, a menudo hay gran cantidad de saliva en la boca, considerada extremadamente valiosa por los antiguos, y que no debe ser escupida bajo ningún concepto. Después de tragar la saliva, se frotan las manos una contra la otra y se pasan por encima de la cara, como si la laváramos, se pasan los dedos por el cuero cabelludo como si nos peináramos, y se gira el cuello lentamente hacia ambos lados; se movilizan también los hombros, la cintura, la zona lumbar, etc. para concluir la práctica.

— GUÍA —

"MÉTODO DE RELAJACIÓN Y APERTURA"

Empezamos la práctica. Dejamos de lado el trabajo, y entramos en un estado de calma. Antes que nada, vamos a ajustar la posición del cuerpo y a regular la respiración, manteniendo un estado interior de tranquilidad.

Durante el proceso de relajación, sencillamente vamos a ir siguiendo la voz guía y a sentir sutilmente la sensación de relajación.

Vamos a empezar la secuencia de relajación: en primer

lugar, centramos la atención en la cabeza, relajamos la cabeza —*song*—*song*—; ⟶ relajamos el cuello —*song*—*song*—; ⟶ relajamos los hombros —*song*—*song*—; ⟶ relajamos la parte superior de los brazos —*song*—*song*—; ⟶ relajamos los codos —*song*—*song*—; ⟶ relajamos la parte inferior de los brazos —*song*—*song*—; ⟶ relajamos las muñecas —*song*—*song*—; ⟶ relajamos las manos —*song*—*song*—; ⟶ relajamos el pecho y la espalda —*song*—*song*—; ⟶ relajamos la zona lumbar, la cintura y el abdomen —*song*—*song*—; ⟶ relajamos las caderas —*song*—*song*—;→ relajamos los muslos —*song*—*song*—; ⟶ relajamos las rodillas —*song*—*song*—; ⟶ relajamos la parte inferior de las piernas —*song*—*song*—; ⟶ relajamos los tobillos —*song*—*song*—; ⟶ relajamos los pies —*song*—*song*—.

El cuerpo ya está completamente relajado, ahora ponemos suavemente la conciencia en el *dantian*; —mantenemos la atención en el *dantian*.

— Hacemos 3 respiraciones profundas.—

Ahora vamos a tragar la saliva acumulada en la boca en tres porciones: un trago, dos tragos, tres tragos.

Vamos cerrando la práctica: frotamos suavemente las manos. — Pasamos poco a poco del estado de práctica al estado habitual de la vida cotidiana.—

La práctica concluye aquí.

2

MÉTODO DE RELAJACIÓN
EN TRES LÍNEAS
SAN XIAN FANG SONG GONG
三线放松法

El "método de relajación en tres líneas" usa la división del cuerpo por partes para alcanzar la relajación, lo hace en tres secciones: lateral, frontal y posterior. Cada línea se subdivide en nueve zonas de relajación y un punto de pausa. La práctica procede relajando una por una estas zonas de arriba hacia abajo a lo largo de las tres líneas. Un ciclo completo consiste en relajar y 'guardar la atención' (*yishou*) en cada una de las zonas a lo largo de las tres líneas. Cada sesión de práctica puede consistir en un solo ciclo entero, o en dos o tres ciclos. La práctica completa del "método de relajación en tres líneas" debe tener una duración de por lo menos diez minutos. Se trata de uno de los métodos fundamentales entre los "métodos de relajación" del *qigong* (*fang song gong* 放松功).

Regulación del cuerpo: La práctica se puede llevar a cabo en cualquiera de las cuatro posiciones fundamentales: de pie, sentados, acostados o caminando. En la posición acostada de lado, es más fácil relajar el lado que está arriba. Para relajar el lado que está abajo, se recomienda darse la vuelta y cambiar de lado. En la posición acostada boca arriba, si es difícil relajar el lado posterior del cuerpo, se puede cambiar a la posición acostada de lado para relajar la parte posterior, y una vez relajada, volver a la posición boca arriba.

Regulación de la respiración: En este método se puede utilizar tanto la respiración natural como la abdominal. Al inspirar, se 'guarda la atención' (*yishou*) en la zona del cuerpo que corresponda. Al expirar, se pronuncia *song* ("relajar"). Al volver a inspirar, se pasa a 'guardar la atención' en la siguiente zona del cuerpo, y al expirar, se vuelve a pronunciar *song*, y así sucesivamente.

Regulación de la mente: Consiste en centrar la atención en cada zona del cuerpo sucesivamente y sentir allí la sensación de relajación.

Las tres líneas son:

1. Primera línea (lateral):
Lados de la cabeza, ——→ lados del cuello, ——→ hombros, ——→ parte superior de los brazos, ——→ codos, ——→ antebrazos, ——→ muñecas, ——→ manos, ——→ diez dedos de las manos.

El punto final de pausa es *zhongchong* 中冲 (PC9, situado en la punta del dedo corazón, en el extremo del meridiano de pericardio).

2. Segunda línea (frontal):
Rostro, ——→ parte frontal del cuello, ——→ pecho, ——→ abdomen, ——→ parte anterior de los muslos, ——→ rodillas, ——→ espinillas, ——→ empeines, ——→ diez dedos de los pies. El punto final de pausa es *yinbai* 隐白 (B1, situado en el lado medial o interno del dedo gordo, a la altura de la base de la uña, en el extremo del meridiano de bazo).

3. Tercera línea (posterior):
Parte posterior de la cabeza, ——→ nuca, ——→ espalda, ——→ zona lumbar, ——→ parte posterior de los muslos, ——→ huecos detrás de las rodillas, ——→ pantorrillas, ——→ talones, ——→ plantas de los pies. El punto final de pausa es *yongquan* 涌泉 (R 1, situado en el corazón de la planta del pie, aproximadamente en la base del tercio anterior, en el extremo del meridiano de riñón).

Después de relajar cada una de las zonas a lo largo de las tres líneas, se 'guarda la atención' (*yishou*) suavemente en el *dantian* inferior durante 3 o 4 minutos.

"MÉTODO DE RELAJACIÓN EN TRES LÍNEAS"

Empezamos la práctica. Dejamos de lado el trabajo, y entramos en un estado de calma. Antes que nada, vamos a ajustar la posición del cuerpo y a regular la respiración, manteniendo un estado interior de tranquilidad.

Vamos a empezar la secuencia de relajación:
Primera línea: Relajación de los lados del cuerpo.— Empezamos centrando la atención en la cabeza. ──→ Relajamos los lados de la cabeza —*song—song*—; ──→ relajamos los lados del cuello —*song—song*—; ──→ relajamos los hombros —*song—song*—; ──→ relajamos la parte superior de los brazos —*song—song*—; ──→ relajamos los codos —*song—song*—; ──→ relajamos los antebrazos —*song—song*—; ──→ relajamos las muñecas —*song—song*—; ──→ relajamos las manos —*song—song*—; ──→ relajamos los dedos —*song—song*—; ──→ relajamos el punto zhongchong en la punta del dedo corazón —*song—song*—.

Segunda línea: Relajación de la parte frontal del cuerpo.— Empezamos centrando la atención en la cabeza. ──→ Relajamos el rostro —*song—song*—; ──→ relajamos la parte frontal del cuello —*song—song*—; ──→ relajamos el pecho —*song—song*—; ──→ relajamos el abdomen —*song—song*—; ──→ relajamos la parte anterior de los muslos —*song—song*—; ──→ relajamos las rodillas —*song—song*—; ──→ relajamos la parte frontal de las piernas —*song—song*—; ──→ relajamos los pies —*song—song*—; ──→ relajamos los dedos de los pies —*song—song*—; ──→ relajamos el punto yinbai en el lado interno del dedo gordo del pie —*song—song*—.

Tercera línea: Relajación de la parte posterior del cuerpo. —Empezamos centrando la atención en la cabeza.→ Relajamos la parte posterior de la cabeza —*song—song*—; ——→ relajamos la nuca —*song—song*—; ——→ relajamos la espalda —*song—song*—; ——→ relajamos la zona lumbar —*song—song*—; ——→ relajamos la parte posterior de los muslos —*song—song*—; ——→ relajamos la parte posterior de las rodillas —*song—song*—; ——→ relajamos las pantorrillas —*song—song*—; ——→ relajamos los talones —*song—song*—; ——→ relajamos la planta de los pies —*song—song*—; ——→ relajamos el punto yongquan en el corazón de la planta del pie —*song—song*—.

El cuerpo ya está completamente relajado. Ahora ponemos suavemente la conciencia en el *dantian.*—Mantenemos la atención en el *dantian.*

—Hacemos 3 respiraciones profundas.—

Ahora vamos a tragar la saliva acumulada en la boca en tres porciones: un trago, dos tragos, tres tragos.

Vamos cerrando la práctica: frotamos suavemente las manos, — pasamos poco a poco del estado de práctica al estado habitual de la vida cotidiana.—

La práctica concluye aquí.

3

MÉTODO DE RELAJACIÓN POR ZONAS
FEN DUAN FANG SONG FA
分段放松法

El "método de relajación por zonas" consiste en relajar el cuerpo por secciones, requiere llevar la mirada, la mente y la escucha hacia el interior, combinando la pronunciación de la palabra *song* 松 ("relajar") con la visualización de cada parte del cuerpo sintiendo cómo se relaja, con la finalidad de alcanzar el estado de relajación. Durante la práctica, se repite la acción de relajación sobre cada sección de 3 a 5 veces. La práctica del "método de relajación por zonas" debe tener una duración total de por lo menos 10 minutos.

El "método de relajación por zonas" es similar al "método de relajación y apertura", permite distintas posturas en su práctica, incluyendo la postura de pie, sentada, acostada y caminando. La respiración suele ser natural o abdominal. En el "método de relajación por zonas", la visualización se centra en zonas más amplias, dividiendo el cuerpo en secciones generales, por ejemplo: cabeza, pecho, abdomen, extremidades superiores y extremidades inferiores.

Durante el proceso de relajación, cada sección se relaja como un todo. Por ejemplo, para relajar la cabeza, centramos la atención en la cabeza entera, sintiendo su relajación mientras pronunciamos internamente la palabra *song* ("relajar"), sin enfocar demasiado la atención en las sensaciones específicas de ciertos órganos o partes de la cabeza. A medida que la relajación se profundiza, puede ser que algunas sensaciones se hagan más perceptibles, como la pesadez de ojos después de usarlos en exceso, o la sensibilidad en la boca después de consumir alimentos picantes. En caso que esto ocurra, se pone la consciencia suavemente de regreso a sentir la cabeza como un todo. La misma percepción global se aplica en la relajación del pecho o el abdomen.

El "método de relajación por zonas" se divide en tres pasos:

1. Relajación secuencial.

2. Mantener la atención el *dantian* o en *mingmen* (a elegir en función de las preferencias personales o estado físico).

3. Recoger el 'elixir de jade' en el *dantian*.

GUÍA

"MÉTODO DE RELAJACIÓN POR ZONAS"

Ajustamos bien la postura. —Regulamos la respiración. —Mantenemos un estado mental de tranquilidad. —Durante el proceso de relajación, solo hace falta ir siguiendo la voz guía y sentir sutilmente la sensación de relajación.

Comenzamos la práctica: Empezamos centrando la conciencia en la cabeza. Relajamos la cabeza —*song*—*song*—; ⟶ relajamos el pecho y la espalda —*song*—*song*—; ⟶ relajamos la zona lumbar, la cintura y el abdomen —*song*—*song*—; ⟶ relajamos las extremidades superiores —*song*—*song*—; ⟶ relajamos las extremidades inferiores —*song*—*song*—.

El cuerpo ya está completamente relajado. Ahora ponemos suavemente la conciencia en el *dantian*.—Mantenemos la atención en el *dantian*.

—Hacemos 3 respiraciones profundas.—

Ahora vamos a tragar la saliva de la boca en tres porciones: un trago, dos tragos, tres tragos.

Vamos cerrando la práctica: frotamos suavemente las manos; — pasamos poco a poco del estado de práctica al estado habitual de la vida cotidiana.—

La práctica concluye aquí.

4

MÉTODO DE RELAJACIÓN LOCALIZADA
JU BU FANG SONG FA
局部放松法

El "método de relajación localizada" se centra en relajar de manera específica una parte del cuerpo. Durante la práctica, se puede elegir cualquiera de las posiciones: de pie, sentados, acostados o caminando. La respiración suele ser natural o abdominal. Respecto a la regulación mental, se trata de visualizar y sentir la relajación en la parte del cuerpo que queramos relajar de forma específica.

La relajación localizada abarca tanto el aspecto físico como el mental, y puede tener distintos niveles de profundidad. A medida que se va acumulando tiempo de práctica, se va profundizando más y más en su maestría (*gong fu* 功夫), y van evolucionando tanto el método de relajación como su contenido.

A continuación, tomamos como ejemplo la relajación específica de los ojos para describir el procedimiento y las sensaciones:

Al principio del proceso de relajación de los ojos, puede ser que la sensación sea bastante indefinida; la conciencia puesta en los ojos y su área circundante percibe una zona amplia y confusa, en que ni siquiera se percibe la tensión en los ojos; en este estadio de la práctica la relajación también es bastante indefinida, nos limitamos a pronunciar mentalmente *song* ("relajar") al expirar, sin poder hacer gran cosa más. En esta etapa hay que tener paciencia, no querer apresurarse, solo hay que entrar en un estado de calma, ajustar bien la postura y regular la respiración, y así sentiremos que la mente se va tranquilizando y que la respiración se vuelve más lenta y uniforme.

Vamos a entrar gradualmente en un estado de cada vez más quietud en que las sensaciones se van afinando. Nos daremos cuenta de que, de hecho, los ojos están tensos, que quizás están secos, que tenemos las cejas fruncidas, o bien que los ojos están cerrados muy fuerte, y el globo ocular no puede moverse con fluidez. A partir de este momento, las acciones para la relajación se vuelven más detalladas en función de las tensiones percibidas. Si las cejas están demasiado tensas, las relajaremos; si los ojos están cerrados con demasiada fuerza, podremos parpadear para relajar los párpados; si los ojos están secos, moveremos suavemente los globos oculares en todas direcciones con los ojos cerrados.

No hará falta mucho tiempo para que, con la libre circulación del *qi* y la sangre, se relajen las cejas, los ojos se cierren sin fuerza, se humedezcan y fluidifiquen el movimiento del globo ocular. Entonces nos daremos cuenta que nuestra mente ha entrado en un estado más profundo de calma, la respiración se ha vuelto más lenta y uniforme, y la pronunciación mental de *song*, más ligera; también se podrá experimentar un ajuste de la postura en el caso de que el cuerpo no estuviera bien alineado al empezar, si la circulación de *qi* y sangre era precaria.

Si proseguimos con la práctica y la relajación, las sensaciones oculares se volverán aún más sutiles. Con las cejas ya relajadas, podremos sentir que, de hecho, están unidas a la frente y a la nariz, y que la relajación de los ojos va ligada la relajación de las áreas circundantes. Con la profundización de la relajación, los párpados superiores e inferiores ya no se cerrarán con tanta fuerza, sino que estarán entreabiertos, permitiendo un movimiento fluido del globo ocular y su buena humidificación, causando incluso la producción de lágrimas. En esta fase, hay aún más paz interior, todas las preocupaciones desaparecen, la respiración se vuelve más uniforme y suave, y la pronunciación de la palabra *song* ("relajar") se hace aún más ligera y sutil, hasta el punto de ser apenas perceptible.

Si seguimos profundizando en la práctica, sentiremos gradualmente la relajación en las partes más profundas de los ojos, incluso sus partes internas. A medida que se relaja el interior del ojo, desaparece la oscuridad en su superficie, dando paso a una sensación blanquecina. Si seguimos adentrándonos en la práctica, persistiendo en el tiempo, adquiriendo mayor maestría (*kungfu* 功夫), el grado de relajación será cada vez mayor y aparecerán nuevas sensaciones.

Es evidente que este proceso no se da de la noche a la mañana, se trata de la experiencia cultivada a través del aquietamiento del corazón/mente, persistiendo en la práctica a lo largo del tiempo. Las sensaciones y experiencias son distintas para cada persona en su proceso gradual de profundización en su experiencia de práctica y maestría. Estas experiencias nacen de la mente en calma, no se pueden perseguir ni forzar, solo podemos esperar, aquietando el estado mental y dejando que surjan naturalmente en el proceso gradual de profundización de la relajación. Esforzarse demasiado o buscar intencionadamente ciertas sensaciones no solo es contraproducente para la relajación, sino que puede incrementar la tensión. Las sensaciones y reacciones a la práctica varían de persona a persona, por lo que las experiencias durante la práctica son diversas y únicas. Sin embargo, la orientación hacia sensaciones cada vez más sutiles y una mayor relajación es el principio común en la evolución de la práctica de todas las personas.

"MÉTODO DE RELAJACIÓN DE LOS OJOS"

Empezamos la práctica. Dejamos de lado el trabajo, y entramos en un estado de calma. Antes que nada, vamos a ajustar la posición del cuerpo y a regular la respiración, manteniendo un estado interior de tranquilidad.

Durante el proceso de relajación, sencillamente vamos a ir siguiendo la voz guía y a sentir sutilmente la sensación de relajación.

Vamos a empezar centrando la conciencia en los ojos. Relajamos los ojos; —los cerramos ligeramente —*song*— *song*—; relajamos los párpados —*song*—*song*—. Los ojos se humedecen, uno; —los ojos se humedecen, dos; —los ojos se humedecen, tres. —Las cejas se relajan, uno; —las cejas se relajan, dos; —las cejas se relajan, tres. —La cara se relaja, uno; —la cara se relaja, dos; —la cara se relaja, tres. —El interior de los ojos se relaja, uno; — el interior de los ojos se relaja, dos; — el interior de los ojos se relaja, tres. —Todo el área de los ojos se relaja, uno; —todo el área de los ojos se relaja, dos; —todo el área de los ojos se relaja, tres.—

Los ojos ya están completamente relajados. Ahora ponemos suavemente la conciencia en el *dantian*. —Mantenemos la atención en el *dantian*.

—Hacemos 3 respiraciones profundas.—

Ahora vamos a tragar la saliva de la boca en tres porciones: un trago, dos tragos, tres tragos.

Vamos cerrando la práctica: frotamos suavemente las manos; —pasamos poco a poco del estado de práctica al estado habitual de la vida cotidiana.—

La práctica concluye aquí.

5

MÉTODO DE RELAJACIÓN
DEL CUERPO ENTERO
ZHENG TI FANG SONG FA
整体放松法

El "método de relajación del cuerpo entero" consiste en relajar el cuerpo como un todo; requiere llevar la mirada, la mente y la escucha hacia el interior, combinando la pronunciación de la palabra *song* 松 ("relajar") con la visualización del cuerpo, sintiendo su relajación, con la finalidad de alcanzar el estado de relajación. Durante la práctica, se puede elegir cualquier postura entre estar de pie, sentado, acostado o caminando, y generalmente se utiliza la respiración natural o la respiración abdominal. La regulación de la mente consiste en escuchar la palabra *song* ("relajar") pronunciada por uno mismo o bien sentir la relajación en el cuerpo. El ciclo de cada práctica se puede repetir entre 3 y 5 veces, durante un total de 10 minutos como mínimo.

El "método de relajación del cuerpo entero" (*zheng ti fang song fa* 整体放松法) pone énfasis en la noción de 'holismo' (*zheng ti* 整体), literalmente "cuerpo o entidad entera", que implica la integración de tres aspectos internos y tres aspectos externos. La integración de los tres aspectos internos hace referencia a la unificación de la forma (*xing* 形), la fuerza vital (*qi* 气) y el espíritu (*shen* 神); la integración de los tres aspectos externos hace referencia a la integración y coordinación de ciertas partes del cuerpo: hombros con caderas, codos con rodillas y manos con pies.

Durante la práctica del "método de relajación del cuerpo entero", uno puede visualizar el cuerpo entero como un lago claro, situando el *dantian* o *mingmen* en el centro del lago, desde donde se expanden suaves ondas, extendiéndose en círculos concéntricos hasta abarcar todo el cuerpo. A medida que las ondas se expanden, el cuerpo se relaja gradualmente de adentro hacia afuera. Cada expansión del interior hacia el exterior se cuenta como un ciclo, el cual se puede repetir entre 3 y 5 veces. También se puede visualizar el cuerpo como un tubo vacío por el cual fluye agua de arriba a abajo, de forma lenta y uniforme, relajando gradualmente el cuerpo allí por donde pasa. Se puede repetir el proceso de arriba a abajo entre 3 y 5 veces.

Otra visualización posible es imaginar el cuerpo como una esponja seca y quieta, que se va humedeciendo desde dentro con un manantial de agua que fluye del el *dantian* o de *mingmen* hacia afuera, que va absorbiendo el cuerpo, expandiendo la parte húmeda hacia afuera, y llegando a abarcar todo el cuerpo, relajándolo gradualmente a su paso.

Se pueden visualizar muchas otras escenas, como imaginar el cuerpo como un bloque de hielo que se derrite a partir del *dantian* o de *mingmen*, fundiéndose de dentro hacia afuera hasta derretirse completamente.

El método de relajación del cuerpo entero consta de tres pasos (o secciones):

1. Relajación del cuerpo entero.

2. Mantener la atención en el *dantian* o en *mingmen*.

3. Recoger el 'elixir de jade' en el *dantian* (*yu ye huan dan* 玉液还丹).

"MÉTODO DE RELAJACIÓN DEL CUERPO ENTERO"
(VERSIÓN 1)

Empezamos la práctica. Dejamos de lado el trabajo, y entramos en un estado de calma. Antes que nada, vamos a ajustar la posición del cuerpo y a regular la respiración, manteniendo un estado interior de tranquilidad.

Durante el proceso de relajación, sencillamente vamos a ir siguiendo la voz guía y a sentir sutilmente la sensación de relajación.

Vamos a empezar llevando la conciencia desde fuera hacia el interior del cuerpo, sintiendo el cuerpo como si fuera un lago en calma. — El agua del lago es clara y transparente hasta el fondo, —sin ninguna suciedad.— El *dantian* es el centro del lago. —Comenzamos a relajarnos desde el *dantian*,—nos relajamos más y más profundamente—. Ahora la sensación de relajación empieza a expandirse hacia afuera—como las ondas en la superficie del lago.— Se expande en círculos concéntricos hacia afuera.—A medida que las ondas se expanden, —se va relajando todo el cuerpo a su paso,—más y más profundamente.—El cuerpo ha empezado a relajarse—, se va relajando más y más,— se relaja completamente.— Está absolutamente relajado.—

El cuerpo ya está totalmente relajado, ahora ponemos suavemente la conciencia en el *dantian*.—Mantenemos la atención en el *dantian*.

—Hacemos 3 respiraciones profundas.—

Ahora vamos a tragar la saliva acumulada en la boca en tres porciones: un trago, dos tragos, tres tragos.

Vamos cerrando la práctica: frotamos suavemente las manos; — pasamos poco a poco del estado de práctica al

estado habitual de la vida cotidiana.—

La práctica concluye aquí.

GUÍA

"MÉTODO DE RELAJACIÓN DEL CUERPO ENTERO"
(VERSIÓN 2)

Empezamos la práctica. Dejamos de lado el trabajo, y entramos en un estado de calma. Antes que nada, vamos a ajustar la posición del cuerpo y a regular la respiración, manteniendo un estado interior de tranquilidad.

Durante el proceso de relajación, sencillamente vamos a ir siguiendo la voz guía y a sentir sutilmente la sensación de relajación.

Vamos a empezar llevando la consciencia hacia el interior, sintiendo el cuerpo como si fuera un bloque de hielo. —Es un bloque de hielo cristalino y transparente, —sin ninguna impureza. — El *dantian* es el centro de este bloque. — El hielo empieza a calentarse desde el *dantian*.—Se vuelve cada vez más cálido.—Más y más cálido. —El hielo empieza a derretirse.—Se derrite poco a poco.—A medida que se funde el hielo, se va relajando el *dantian*. —Se relaja cada vez más.—Se relaja cada vez más.—Ahora, la calidez empieza a expandirse hacia la zona circundante.—El área sumergida en la calidez se va expandiendo cada vez más.—El área derretida cada vez es mayor;—cada vez mayor;—cada vez mayor.—A medida que se expande el flujo de calor, el cuerpo se va relajando cada vez más;—más y más relajado;—más y más relajado.—Hasta que se derrite completamente todo el bloque de hielo,—convirtiéndose en un lago de agua clara.— El cuerpo está completamente relajado.—Absolutamente relajado.—

El cuerpo ya está totalmente relajado, ahora ponemos suavemente la conciencia en el *dantian*.—Mantenemos la atención en el *dantian*.

—Hacemos 3 respiraciones profundas.—

Ahora vamos a tragar la saliva acumulada en la boca en tres porciones: un trago, dos tragos, tres tragos.

Vamos cerrando la práctica: frotamos suavemente las manos; — pasamos poco a poco del estado de práctica al estado habitual de la vida cotidiana.—

La práctica concluye aquí.

6

MÉTODOS DE RELAJACIÓN
INVERSOS
DAO XING FANG SONG FA
倒行放松法

Los "métodos de relajación inversos" consisten en la inversión del orden de la secuencias de relajación de los métodos anteriores. En su versión inversa, la secuencia de relajación va de los pies a la cabeza y de afuera hacia adentro. Después de la secuencia de relajación, sigue siendo necesario llevar el *qi* hacia el *dantian* y tragar saliva en tres veces.

En general, la secuencia de relajación de los métodos de relajación inversos es la siguiente:
Pies ⟶ tobillos ⟶ pantorrillas ⟶ rodillas —
⟶ muslos ⟶ caderas ⟶ abdomen y zona lumbar —
⟶ pecho y espalda ⟶ manos ⟶ muñecas ⟶ antebrazos ⟶ codos ⟶ parte superior de los brazos ⟶
hombros ⟶ cuello ⟶ cabeza

Para el "**método inverso de relajación en tres líneas**", la secuencia es:

1ª línea: Empezando en el punto *zhongchong* 中冲 (PC9, en la punta del dedo corazón) ⟶ diez dedos de las manos ⟶ manos ⟶ muñecas ⟶ antebrazos —
⟶ codos ⟶ parte superior de los brazos ⟶ hombros
⟶ lados del cuello → lados de la cabeza

2ª línea: Empezando en el punto *yinbai* 隐白 (B1, en

la parte medial del dedo gordo del pie) $\longrightarrow$ diez dedos de los pies $\longrightarrow$ pies $\longrightarrow$ espinillas $\longrightarrow$ rodillas $\longrightarrow$ parte frontal de los muslos $\longrightarrow$ abdomen $\longrightarrow$ pecho $\longrightarrow$ parte frontal del cuello $\rightarrow$ rostro

3ª línea: Empezando en el punto *yongquan* 涌泉 (R 1, en la planta del pie) $\longrightarrow$ plantas de los pies $\longrightarrow$ talones $\longrightarrow$ pantorrillas $\longrightarrow$ hueco posterior de las rodillas $\longrightarrow$ parte posterior de los muslos $\longrightarrow$ zona lumbar $\longrightarrow$ espalda $\longrightarrow$ nuca $\longrightarrow$ parte posterior de la cabeza

Para el "**método inverso de relajación por zonas**" la secuencia de relajación es:
Extremidades inferiores $\longrightarrow$ extremidades superiores $\longrightarrow$ abdomen $\longrightarrow$ pecho $\longrightarrow$ cabeza

Para el "**método inverso de relajación del cuerpo entero**" la secuencia de relajación va del exterior al interior.

GUÍA

"MÉTODO INVERSO DE RELAJACIÓN Y APERTURA"

Empezamos la práctica. Dejamos de lado el trabajo, y entramos en un estado de calma. Antes que nada, vamos a ajustar la posición del cuerpo y a regular la respiración, manteniendo un estado interior de tranquilidad.

Durante el proceso de relajación, sencillamente vamos a ir siguiendo la voz guía y a sentir sutilmente la sensación de relajación.

Vamos a empezar la secuencia de relajación. En primer lugar, centramos la atención en los pies; relajamos los pies —*song—song*—; $\longrightarrow$ relajamos los tobillos —*song—song*—; $\longrightarrow$ relajamos las piernas —*song—song*—; $\longrightarrow$ relajamos las rodillas —*song—song*—; $\longrightarrow$ relajamos los muslos —*song—song*—; $\longrightarrow$ relajamos los glúteos —*song—song*—; $\longrightarrow$ relajamos la zona lumbar

y el abdomen —*song*—*song*—; ⟶ relajamos el pecho
y la espalda —*song*—*song*—; ⟶ relajamos las manos
—*song*—*song*—; ⟶ relajamos las muñecas —*song*—
song—; ⟶ relajamos los antebrazos —*song*—*song*—;
⟶ relajamos los codos —*song*—*song*—; ⟶ relajamos la parte superior de los brazos —*song*—*song*—;
⟶ relajamos los hombros —*song*—*song*—; ⟶ relajamos el cuello —*song*—*song*—; ⟶ relajamos la cabeza
—*song*—*song*—

El cuerpo ya está completamente relajado, ahora
ponemos suavemente la conciencia en el *dantian*.—Mantenemos la atención en el *dantian*.

—Hacemos 3 respiraciones profundas.—

Ahora vamos a tragar la saliva acumulada en la boca
en tres porciones: un trago, dos tragos, tres tragos.

Vamos cerrando la práctica: frotamos suavemente las
manos; — pasamos poco a poco del estado de práctica al
estado habitual de la vida cotidiana.—

La práctica concluye aquí.

GUÍA

"MÉTODO INVERSO DE RELAJACIÓN EN TRES LÍNEAS"

Empezamos la práctica. Dejamos de lado el trabajo, y entramos en un estado de calma. Antes que nada, vamos a
ajustar la posición del cuerpo y a regular la respiración,
manteniendo un estado interior de tranquilidad.

Durante el proceso de relajación, sencillamente vamos a ir siguiendo la voz guía y a sentir sutilmente la sensación de relajación.

Vamos a empezar la secuencia de relajación:

Primera línea: Relajación de los lados del cuerpo.—
Empezamos centrando la atención en los pies. → Relajamos el punto *zhongchong* en la punta del dedo corazón
—*song—song*—; ── relajamos los dedos de las manos —
song—song—; ──→ relajamos las manos —*song—song*—;
──→ relajamos las muñecas —*song—song*—; ──→ relajamos los antebrazos —*song—song*—; ──→ relajamos los
codos —*song—song*—; ──→ relajamos la parte superior
de los brazos —*song—song*—; ──→ relajamos los hombros —*song—song*—; ──→ relajamos los lados del cuello
—*song—song*—; ──→ relajamos los lados de la cabeza —
song—song—.

Segunda línea: Relajación de la parte frontal del
cuerpo.— Empezamos centrando la atención en los pies.
→ Relajamos el punto *yinbai*, en la parte interior de los
dedos gordos de los pies, —*song—song*—; relajamos los
dedos de los pies —*song—song*—; ──→ relajamos los pies
—*song—song*—; ──→ relajamos las espinillas —*song—*
song—; ──→ relajamos las rodillas —*song—song*—; ──→
relajamos la parte frontal de los muslos —*song—song*—;
──→ relajamos el abdomen —*song—song*—; ──→ relajamos el pech —*song—song*—; ──→ relajamos la parte
frontal del cuello —*song—song*—; ──→ relajamos la cara
—*song—song*—.

Tercera línea: Relajación de la parte posterior del
cuerpo. —Empezamos centrando la atención en los
pies.→ Relajamos el punto *yongquan* en la planta de los
pies —*song—song*—; ──→ relajamos la planta de los pies
—*song—song*—; ──→ relajamos los talones —*song—*
song—; ──→ relajamos las pantorrillas —*song—song*—;
──→ relajamos los huecos detrás de las rodillas —*song—*
song—; ──→ relajamos la parte posterior de los muslos
—*song—song*—; ──→ relajamos la zona lumbar —*song—*
song—; ──→ relajamos la espalda —*song—song*—;
→ relajamos la nuca —*song—song*—; ──→ relajamos la
parte posterior de la cabeza —*song—song*—.

El cuerpo ya está completamente relajado, ahora ponemos

suavemente la conciencia en el *dantian*.—Mantenemos la atención en el *dantian*.

—Hacemos 3 respiraciones profundas—.

Ahora vamos a tragar la saliva de la boca en tres porciones: un trago, dos tragos, tres tragos.

Vamos cerrando la práctica: frotamos suavemente las manos; — pasamos poco a poco del estado de práctica al estado habitual de la vida cotidiana—.

La práctica concluye aquí.

GUÍA

"MÉTODO INVERSO DE RELAJACIÓN POR ZONAS"

Empezamos la práctica. Dejamos de lado el trabajo, y entramos en un estado de calma. Antes que nada, vamos a ajustar la posición del cuerpo y a regular la respiración, manteniendo un estado interior de tranquilidad.
Durante el proceso de relajación, sencillamente vamos a ir siguiendo la voz guía y a sentir sutilmente la sensación de relajación.

Vamos a empezar centrando la conciencia en las extremidades inferiores. Relajamos las extremidades inferiores —*song*—*song*—; ⟶ relajamos las extremidades superiores —*song*—*song*—; ⟶ relajamos la zona del abdomen y la cintura —*song*—*song*—; ⟶ relajamos el pecho y la espalda —*song*—*song*—; ⟶ relajamos la cabeza —*song*—*song*—.

El cuerpo ya está completamente relajado, ahora ponemos suavemente la conciencia en el *dantian*.—Mantenemos la atención en el *dantian*.

—Hacemos 3 respiraciones profundas—.

Ahora vamos a tragar la saliva acumulada en la boca en tres porciones: un trago, dos tragos, tres tragos.

Vamos cerrando la práctica: frotamos suavemente las manos; — pasamos poco a poco del estado de práctica al estado habitual de la vida cotidiana—.

La práctica concluye aquí.

GUÍA

"MÉTODO INVERSO DE RELAJACIÓN DEL CUERPO ENTERO"
(VERSIÓN 1)

Empezamos la práctica. Dejamos de lado el trabajo, y entramos en un estado de calma. Antes que nada, vamos a ajustar la posición del cuerpo y a regular la respiración, manteniendo un estado interior de tranquilidad.

Durante el proceso de relajación, sencillamente vamos a ir siguiendo la voz guía y a sentir sutilmente la sensación de relajación.

Vamos a empezar llevando la consciencia hacia el interior, sintiendo el cuerpo como si fuera un lago en calma. —El agua del lago es clara y transparente hasta el fondo, —sin ninguna suciedad. —Sentimos cómo la superficie del cuerpo comienza a relajarse,—va relajándose más y más,—se relaja más y más.—Ahora, la sensación de relajación comienza a expandirse hacia el centro del lago, — como las ondas en la superficie del lago, —expandiéndose en círculos hacia el *dantian*, —propagándose gradualmente. —Todas las sensaciones de relajación se propagan hacia el *dantian*, —el cuerpo se va relajando más y más, — se relaja más y más. —Se va relajando cada parte del cuerpo, —cada vez más profundamente, —se relaja más y más, —el cuerpo se relaja completamente. —Está absolutamente relajado—.

El cuerpo ya está totalmente relajado, ahora ponemos suavemente la conciencia en el *dantian*. —Mantenemos la atención en el *dantian*.

—Hacemos 3 respiraciones profundas—.

Ahora vamos a tragar la saliva acumulada en la boca en tres porciones: un trago, dos tragos, tres tragos.

Vamos cerrando la práctica: frotamos suavemente las manos; — pasamos poco a poco del estado de práctica al estado habitual de la vida cotidiana—.

La práctica concluye aquí.

GUÍA

"MÉTODO INVERSO DE RELAJACIÓN DEL CUERPO ENTERO"
(VERSIÓN 2)

Empezamos la práctica. Dejamos de lado el trabajo, y entramos en un estado de calma. Antes que nada, vamos a ajustar la posición del cuerpo y a regular la respiración, manteniendo un estado interior de tranquilidad.

Durante el proceso de relajación, sencillamente vamos a ir siguiendo la voz guía y a sentir sutilmente la sensación de relajación.

Vamos a empezar llevando la consciencia hacia el interior, sintiendo el cuerpo como si fuera un bloque de hielo. —El bloque de hielo es cristalino y transparente, — sin impurezas—. Empezamos a sentir calidez a partir de la superficie del cuerpo, —cada vez más calidez, —cada vez más calidez.—El hielo empieza a derretirse, —se derrite gradualmente — a medida que el hielo se derrite, la superficie del cuerpo empieza a relajarse—, se relaja cada vez más, —se relaja más y más. —Ahora, el flujo cálido comienza a expandirse hacia el interior del cuerpo, —la zona de calidez se expande gradualmente, —es cada vez más grande, —cada vez más grande. —El cuerpo empieza a relajarse, —se relaja cada vez más, —se relaja más y más, —hasta relajarse completamente hasta el *dantian*. —Todo el cuerpo se ha derretido — convirtiéndose en un lago de agua clara. —El cuerpo está completamente relajado — absolutamente relajado—.

El cuerpo ya está totalmente relajado, ahora ponemos suavemente la conciencia en el *dantian*. —Mantenemos la atención en el *dantian*.
—Hacemos 3 respiraciones profundas—.

Ahora vamos a tragar la saliva de la boca en tres porciones: un trago, dos tragos, tres tragos.

Vamos cerrando la práctica: frotamos suavemente las manos; — pasamos poco a poco del estado de práctica al estado habitual de la vida cotidiana—.

La práctica concluye aquí.

7

MÉTODO DE RELAJACIÓN CON TEMBLOR
ZHEN CHAN FANG SONG FA
振颤放松法

El "método de relajación con temblor" utiliza el movimiento de temblar y sacudir para relajar todo el cuerpo. Se puede llevar a cabo de pie, sentados o caminando. La postura de pie facilita la vibración de todo el cuerpo, mientras que para la vibración localizada, pueden funcionar tanto las posturas de pie como las sentadas. Hablamos de temblor o vibración cuando la amplitud del movimiento es más bien pequeña y su frecuencia más bien rápida, permitiendo la vibración de todo el cuerpo o de partes específicas. Hablamos de sacudir cuando la amplitud del movimiento es más bien grande y su frecuencia más lenta, permitiendo sacudir todo el cuerpo o partes específicas.

En el momento de hacer temblar y sacudir el cuerpo, este debe estar relajado, las articulaciones suaves y elásticas, moviéndose rítmicamente y sin rigidez. Para el movimiento de relajación de todo el cuerpo, se puede empezar a sacudir emitiendo la fuerza desde la articulación del tobillo, y gradualmente expandirla hacia arriba hasta causar el temblor del cuerpo entero. También se puede tomar el *dantian* o *mingmen* como punto de inicio y de aplicación de fuerza (ver imagen del "método de relajación con temblor"), y luego difundir la vibración por todo el cuerpo. Es importante mantener el cuerpo erguido, sin inclinarse, durante este proceso. El temblor debe ejecutarse de forma natural, tanto su amplitud como su frecuencia deben seguir su curso, sin forzar. El proceso de difusión por todo el cuerpo también debe ser natural; si alguna parte del cuerpo está particularmente tensa y con resistencia a relajarse, y por el momento no se puede hacer vibrar, no pasa nada, se puede aplicar la vibración a otras partes del cuerpo para empezar, y poco a poco, con paciencia, se llegará a suavizar.

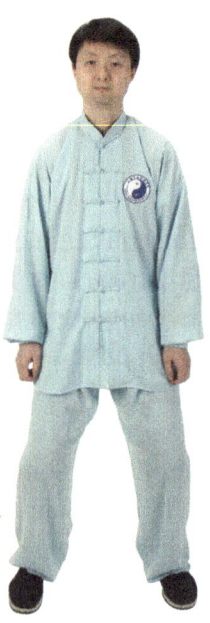

Método de relajación con temblor

En general, para los métodos e relajación con temblor se aplica la respiración natural.

Respecto a la regulación de la mente, es bastante sencillo, se trata de centrar la atención en experimentar la sensación de relajación gradual durante el proceso de vibración, temblor y sacudida. También se puede visualizar todo el cuerpo como una red permeable, y que se sacuden y expulsan las enfermedades y las energías turbias del cuerpo hacia el suelo. Después de hacer temblar o sacudir el cuerpo, se permanece quieto entre 3 y 6 minutos.

GUÍA

"MÉTODO DE SACUDIR EL CUERPO ENTERO"

Empezamos la práctica. Dejamos de lado el trabajo, y entramos en un estado de calma. Antes que nada, vamos a ajustar la posición del cuerpo y a regular la respiración, manteniendo un estado interior de tranquilidad.

Durante el proceso de relajación, sencillamente vamos a ir siguiendo la voz guía y a sentir sutilmente cómo el cuerpo se sacude.

Empezamos llevando la conciencia hacia el interior del cuerpo y empezamos a relajarlo. —El cuerpo se relaja gradualmente; —se va relajando más y más. —La mente se va aquietando. —Empezamos a sacudir desde el tobillo, —la amplitud va aumentando gradualmente, —más y más. —Se empiezan a sacudir también las piernas, —sigue expandiéndose el movimiento de forma gradual, —abarcando más y más partes del cuerpo, — hasta que todo el cuerpo se sacude. —Se va aumentando gradualmente la amplitud del movimiento, —se vuelve más y más grande. —Seguimos sacudiendo sin parar; —seguimos sacudiendo; —seguimos sacudiendo. —Ahora vamos a dejar disminuir poco a poco la amplitud del movimiento; —cada vez menor; —se va haciendo más pequeño, —más y más sutil, —hasta que el cuerpo deja de temblar — y regresa a su posición original.

El cuerpo ya está totalmente relajado, ahora ponemos suavemente la conciencia en el *dantian*. —Mantenemos la atención en el *dantian*.

—Hacemos 3 respiraciones profundas—.

Ahora vamos a tragar la saliva acumulada en la boca en tres porciones: un trago, dos tragos, tres tragos.

Vamos cerrando la práctica: frotamos suavemente las

manos; — pasamos poco a poco del estado de práctica al estado habitual de la vida cotidiana—.

La práctica concluye aquí.

GUÍA

"MÉTODO DE VIBRACIÓN DEL CUERPO ENTERO"

Empezamos la práctica. Dejamos de lado el trabajo, y entramos en un estado de calma. Antes que nada, vamos a ajustar la posición del cuerpo y a regular la respiración, manteniendo un estado interior de tranquilidad.

Durante el proceso de relajación, sencillamente vamos a ir siguiendo la voz guía y a sentir sutilmente la sensación de vibración.

Empezamos llevando la conciencia hacia el interior del cuerpo y empezamos a relajarlo. —El cuerpo se relaja gradualmente; —se va relajando más y más. —La mente se va aquietando. —Empezamos haciendo temblar la mano izquierda, —un temblor muy sutil. —El temblor se va haciendo más evidente, —más y más claro; —su amplitud aumenta gradualmente, —se vuelve más grande y más grande; —empieza a temblar también todo el brazo. —Sigue aumentando la amplitud del movimiento, — expandiéndose por todo el cuerpo, — hasta que todo el cuerpo está vibrando. —Se va aumentando gradualmente la amplitud del movimiento, —se vuelve más y más grande. —Seguimos vibrando sin parar; —seguimos vibrando; —seguimos vibrando. —Ahora vamos a dejar disminuir poco a poco la amplitud del movimiento, —cada vez menor, —se va haciendo más pequeño, —más y más sutil, —hasta que el cuerpo deja de temblar — y regresa a su posición original.

El cuerpo ya está totalmente relajado, ahora ponemos suavemente la conciencia en el *dantian*. —mantenemos la atención en el *dantian*.

—Hacemos 3 respiraciones profundas—.

Ahora vamos a tragar la saliva acumulada en la boca en tres porciones: un trago, dos tragos, tres tragos.

Vamos cerrando la práctica: frotamos suavemente las manos; — pasamos poco a poco del estado de práctica al estado habitual de la vida cotidiana—.

La práctica concluye aquí.

8

MÉTODO DE RELAJACIÓN CON PALMADAS
PAI DA FANG SONG FA
拍打放松法

El "método de relajación con palmadas" es una técnica que utiliza palmadas suaves sobre el cuerpo para lograr la relajación desde el exterior hacia el interior. Es habitual dar los golpes siguiendo el recorrido de los meridianos. Al dar las palmadas, los dedos deben curvarse de forma natural, formando una palma hueca, dando golpes suaves y elásticos, evitando una fuerza excesiva, con la muñeca relajada y golpeando durante la expiración.

1. Método a lo largo de los meridianos:
Golpea suavemente a lo largo de la secuencia de los siguientes puntos:

Baihui 百会 (DU20) ⟶ *Ermen* 耳门 (SJ 21) ⟶ *Tianyou* 天牖 (SJ 16) ⟶ *Tiaoliao* 天髎 (SJ 15) ⟶ *Jianliao* 肩髎 (SJ 14) ⟶ *Xiaopo* 消泺 (SJ 12) ⟶ *Tianjing* 天井 (SJ 10) ⟶ *Waiguan* 外关 (SJ 5) ⟶ *Yangchi* 阳池 (SJ 4) ⟶ *Zhongzhu* 中渚 (SJ 3) ⟶ *Waiguan* 外关 (SJ 5) ⟶ *Zhongchong* 中冲 (PC 9) ⟶ *Laogong* 劳宫 (PC 8) ⟶ *Daling* 大陵 (PC 7) ⟶ *Neiguan* 内关 (PC 6) ⟶ *Quze* 曲泽 (PC 3) ⟶ *Tianquan* 天泉 (PC 2); principalmente a lo largo de los meridianos del triple calentador (san jiao) y del pericardio.

Baihui 百会 (DU 20) ⟶ *Yangbai* 阳白 (VB 14) ⟶ *Sibai* 四白 (E 2) 地仓 ⟶ *Quepen* 缺盆 (E 12) ⟶ *Rugen* 乳根 (E 18) ⟶ *Tianshu* 天枢 (E 25) ⟶ *Biguan*

髀关 (E 31) ⟶ *Futu* 伏兔 (E 32) ⟶ *Zusanli* 足三里 (E 36) ⟶ *Fenglong* 丰隆 (E 40) ⟶ *Jiexi* 解溪 (E 41) ⟶ *Neiting* 内庭 (E 44) ⟶ *Lidui* 历兑 (E 45); principalmente a lo largo del meridiano de estómago.

Baihui 百会 (DU 20) ⟶ *Tianzhu* 天柱 (V 10) ⟶ *Shenshu* (V 23) 肾俞 ⟶ *Baohuang* 胞肓 (V 53) → *Chengfu* 承扶 (V 36) ⟶ *Yinmen* 殷门 (V 37) ⟶ *Weizhong* 委中 (V 40) ⟶ *Chengshan* 承山 (V 57) ⟶ *Kunlun* 昆仑 (V 60) ⟶ *Shugu* 束骨 (V 65) → *Zhiyin* 至阴 (V 67); principalmente a lo largo del meridiano de vejiga.

2. Método simple

Se puede realizar de pie o sentado, procediendo de arriba hacia abajo por zonas con un ritmo de palmadas constante. La secuencia es la siguiente:

Lado exterior del hombro izquierdo ⟶ lado exterior del brazo superior izquierdo ⟶ lado exterior del codo izquierdo ⟶ lado exterior del antebrazo izquierdo ⟶ lado exterior de la muñeca izquierda ⟶ dorso de la mano izquierda

(Ver imágenes 1-6 del "método con palmadas simple")

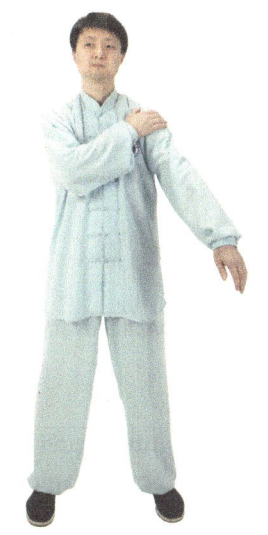 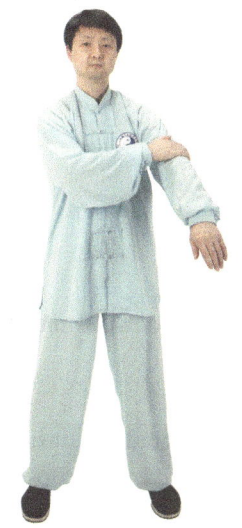

Método con palmadas simple 1 *Método con palmadas simple 2*

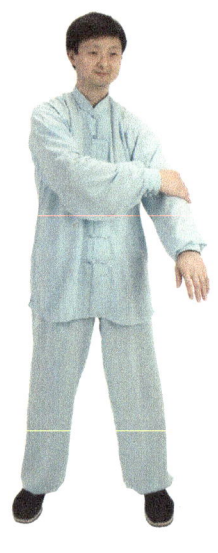
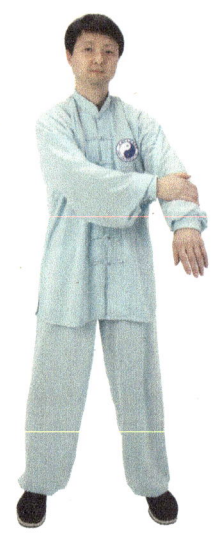

Método con palmadas simple 3 *Método con palmadas simple 4*

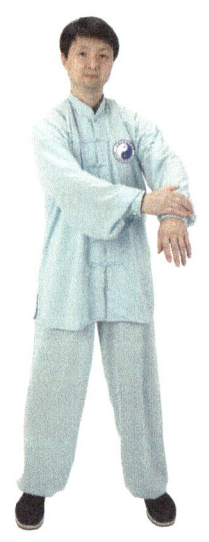
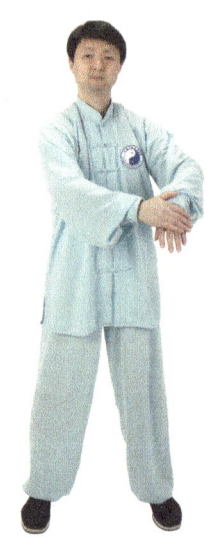

Método con palmadas simple 5 *Método con palmadas simple 6*

Lado interno del hombro izquierdo ⟶ lado interno del brazo superior izquierdo ⟶ lado interno del codo izquierdo ⟶ lado interno del antebrazo izquierdo ⟶ lado interno de la muñeca izquierda ⟶ palma de la mano izquierda

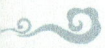

(Ver imágenes 7-12 del "método con palmadas simple")

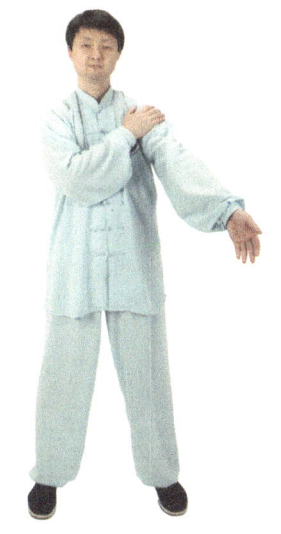

Método con palmadas simple 7

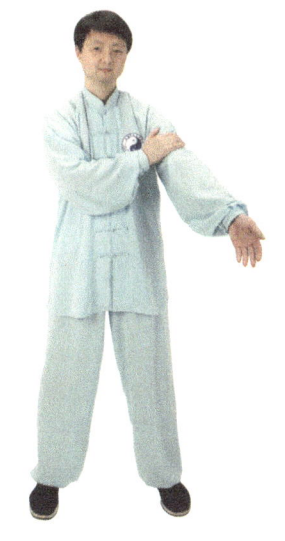

Método con palmadas simple 8

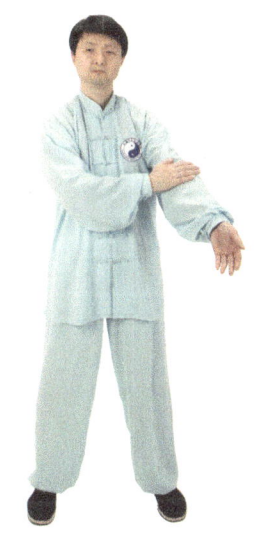

Método con palmadas simple 9

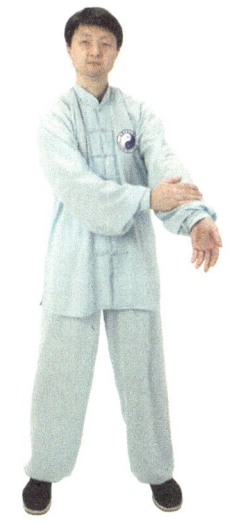

Método con palmadas simple 10

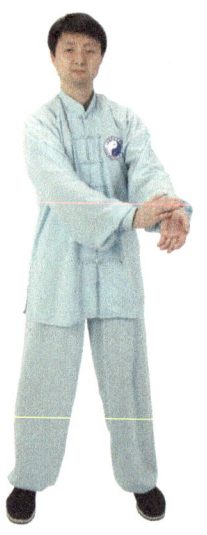
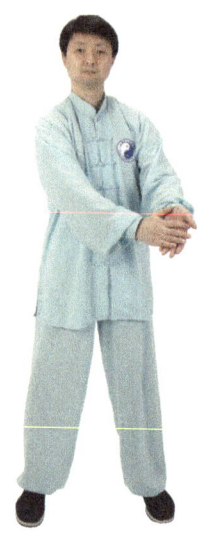

Método con palmadas simple 11   *Método con palmadas simple 12*

Lado externo del hombro derecho ⟶ lado externo del brazo superior derecho ⟶ lado externo del codo derecho ⟶ lado externo del antebrazo derecho ⟶ lado externo de la muñeca derecha ⟶ dorso de la mano derecha

(Ver imágenes 13-18 del "método con palmadas simple")

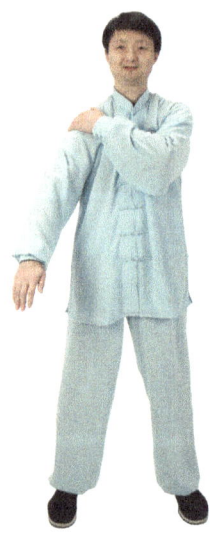
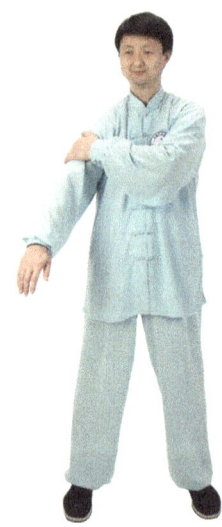

Método con palmadas simple 13   *Método con palmadas simple 14*

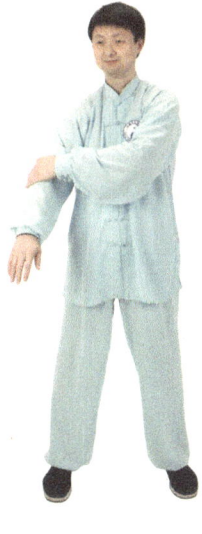

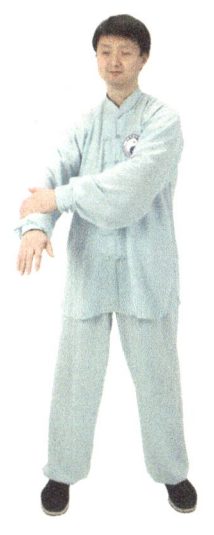

Método con palmadas simple 15   *Método con palmadas simple 16*

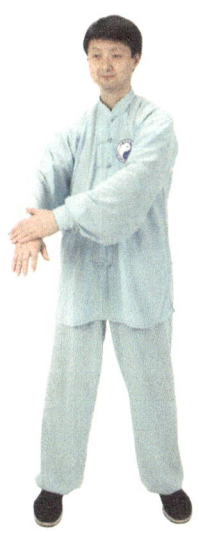

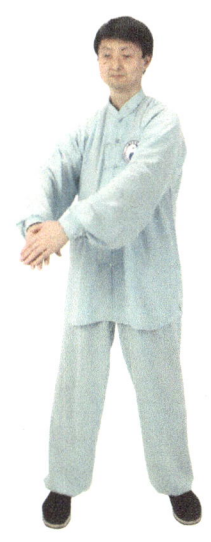

Método con palmadas simple 17   *Método con palmadas simple 18*

Lado interno del hombro derecho ⟶ lado interno del brazo superior derecho ⟶ lado interno del codo derecho ⟶ lado interno del antebrazo derecho ⟶ lado interno de la muñeca derecha ⟶ palma de la mano derecha

(Ver imágenes 19-24 del "método con palmadas simple")

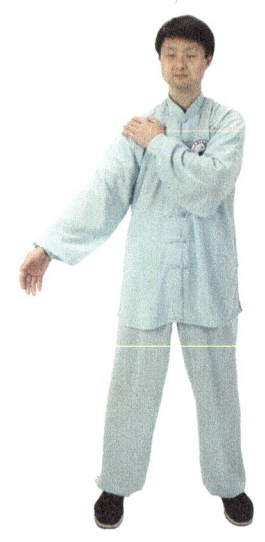
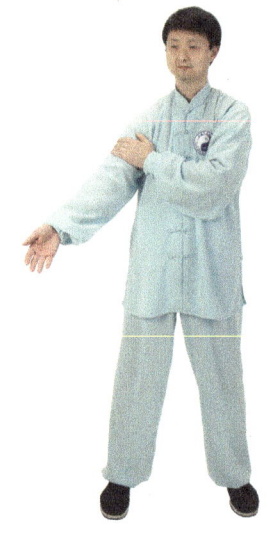

Método con palmadas simple 19   *Método con palmadas simple 20*

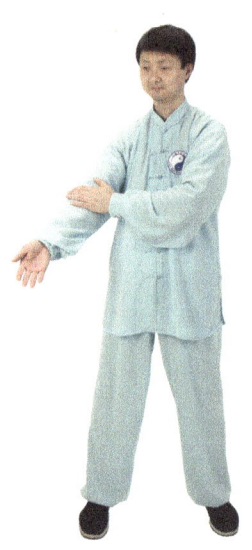
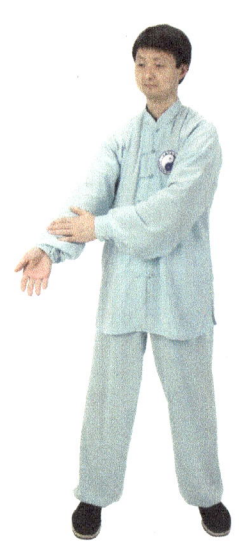

Método con palmadas simple 21   *Método con palmadas simple 22*

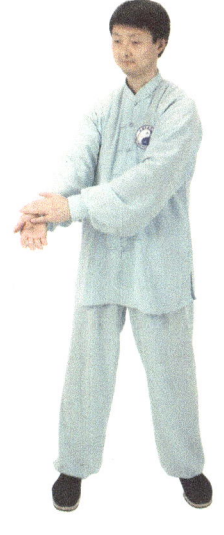

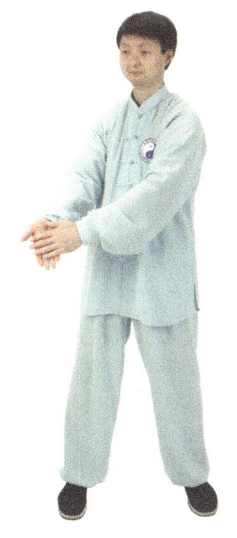

Método con palmadas simple 23   *Método con palmadas simple 24*

Costillas ⟶ caderas ⟶ lado externo de los muslos ⟶ lado externo de las rodillas ⟶ lado externo de las piernas ⟶ lado externo de los tobillos ⟶ lado externo de los pies

(Ver imágenes 25-31 del "método con palmadas simple")

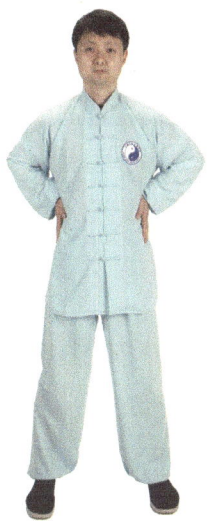

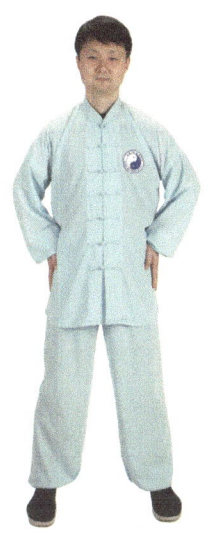

Método con palmadas simple 25   *Método con palmadas simple 26*

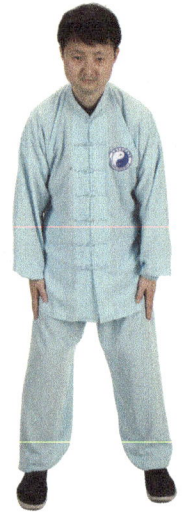 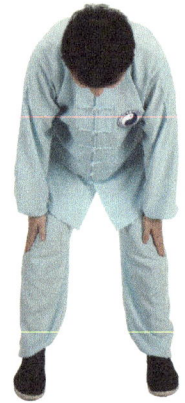

Método con palmadas simple 27   *Método con palmadas simple 28*

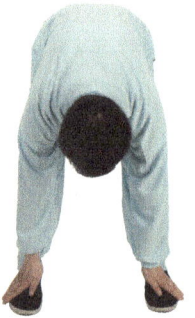 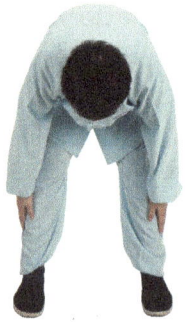

Método con palmadas simple 29   *Método con palmadas simple 30*

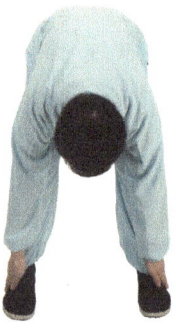

Método con palmadas simple 31

Pecho ⟶ parte superior del abdomen ⟶ parte inferior del abdomen ⟶ parte frontal de los muslos ⟶
parte frontal de las rodillas ⟶ parte frontal de las pantorrillas ⟶ parte frontal de los tobillos ⟶ empeine

(Ver imágenes 32-39 del "método con palmadas simple")

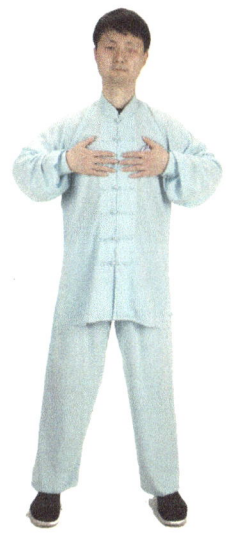
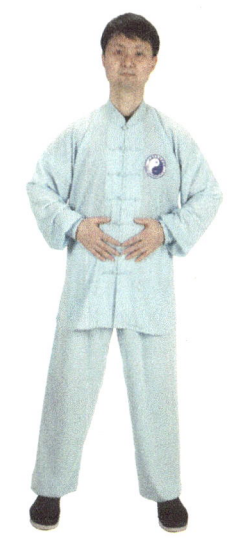

Método con palmadas simple 32   *Método con palmadas simple 33*

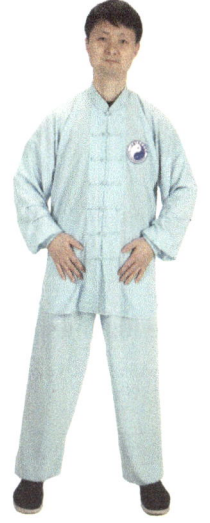
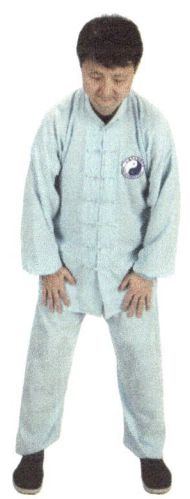

Método con palmadas simple 34   *Método con palmadas simple 35*

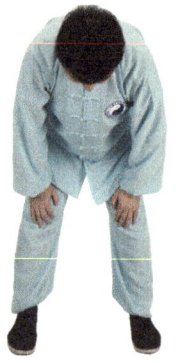

Método con palmadas simple 36

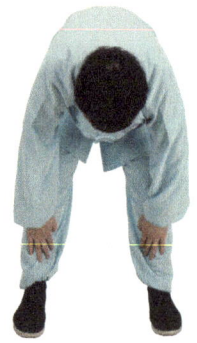

Método con palmadas simple 37

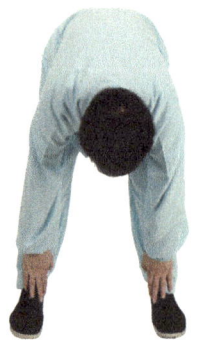

Método con palmadas simple 38

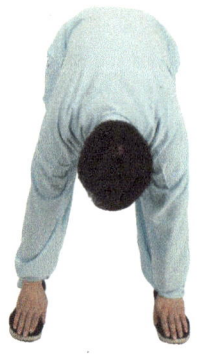

Método con palmadas simple 39

Cintura ⟶ glúteos ⟶ parte trasera de los muslos ⟶
parte trasera de las rodillas ⟶ parte trasera de las pantorrillas ⟶ talones

(Ver imágenes 40-45 del "método con palmadas simple")

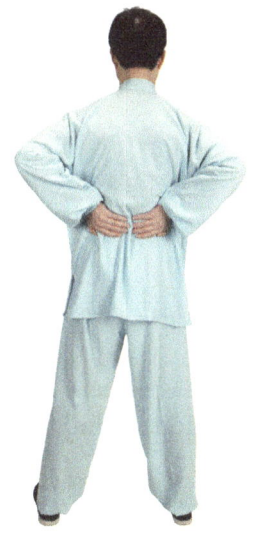

Método con palmadas simple 40

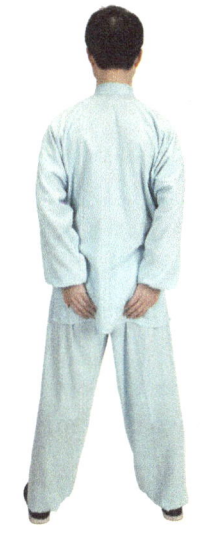

Método con palmadas simple 41

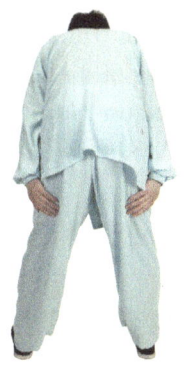

Método con palmadas simple 42

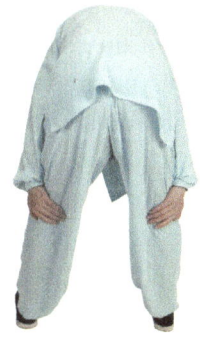

Método con palmadas simple 43

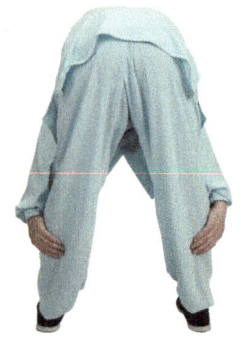
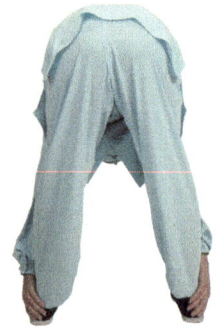

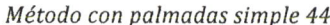

Método con palmadas simple 44   *Método con palmadas simple 45*

El proceso es el mismo tanto en la posición sentada como de pie.

GUÍA

"MÉTODO DE RELAJACIÓN CON PALMADAS SIMPLE"

Empezamos la práctica. Dejamos de lado el trabajo, y entramos en un estado de calma. Antes que nada, vamos a ajustar la posición del cuerpo y a regular la respiración, manteniendo un estado interior de tranquilidad.

Durante el proceso de relajación, sencillamente vamos a ir siguiendo la voz guía y a sentir sutilmente la sensación de relajación.

Ahora empezamos a dar palmadas suaves

Respiramos de forma natural y sentimos cómo las palmadas suaves van relajando cada zona del cuerpo. Ponemos la intención en eliminar hacia el exterior del cuerpo el *qi* patogénico[1] y el *qi* turbio[2], moviéndolo hacia la punta de las extremidades en el proceso de dar palmadas.

El cuerpo ya está totalmente relajado, ahora ponemos suavemente la conciencia en el *dantian*. —Mantenemos la atención en el *dantian*.

—Hacemos 3 respiraciones profundas.—

Ahora vamos a tragar la saliva acumulada en la boca en tres porciones: un trago, dos tragos, tres tragos.

Vamos cerrando la práctica: frotamos suavemente las manos; — pasamos poco a poco del estado de práctica al estado habitual de la vida cotidiana.—

La práctica concluye aquí.

---

1 *Qi patogénico* (*bing qi* 病气): se refiere a cualquier forma de energía o influencia que pueda causar enfermedad o desequilibrio en el cuerpo. Este tipo de *qi* es considerado nocivo y puede ser el resultado de factores externos, como cambios climáticos, virus, bacterias, o de factores internos como emociones negativas, estrés, o desequilibrios de los órganos internos.

2 *Qi turbio* (*zhuo qi* 浊气): concepto que describe el *qi* (fuerza vital) que se ha vuelto turbio o impuro como resultado de procesos corporales inadecuados, especialmente la digestión y el metabolismo. Se asocia con la acumulación de toxinas, desechos y otras sustancias nocivas en el cuerpo.

EJERCICIOS POSTERIORES

1. Lavar la cara
(*yu mian* 浴面):
Frotamos las manos hasta que se calienten. Reseguimos los lados de la nariz de abajo hacia arriba con el dedo corazón, seguido por todos los demás, hasta la frente y luego bajamos a lo largo de las mejillas, repetimos 6 veces el movimiento. Este ejercicio promueve la circulación del *qi* y la sangre en la zona del rostro, y puede ayudar a prevenir el resfriado común (ver imágenes de "ejercicios posteriores 1-3").

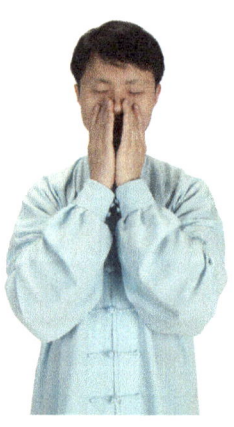
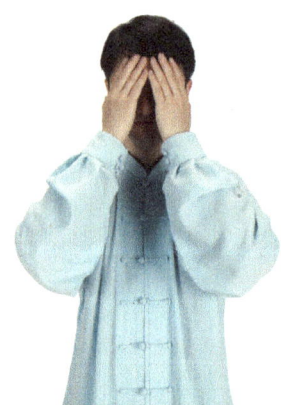

Ejercicios posteriores 1   *Ejercicios posteriores 2*

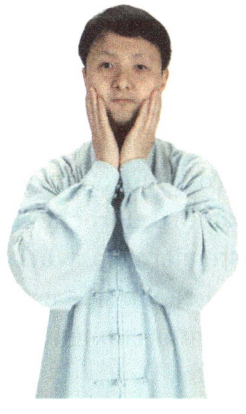

Ejercicios posteriores 3

2. Tocar el tambor
(*ming gu* 鸣鼓):

Tapamos las orejas con las manos, y ponemos el dedo índice encima del dedo corazón para deslizarlo desde allí, golpeando suavemente la parte posterior de la cabeza, golpeamos 6 veces. Hacer esto regularmente ayuda a prevenir mareos y tinnitus (ver imágenes de "ejercicios posteriores 4-5").

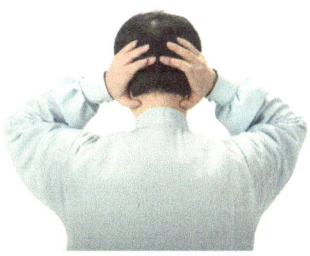

Ejercicios posteriores 4

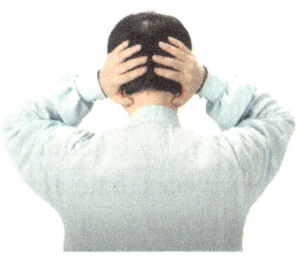

Ejercicios posteriores 5

3. Mirar a izquierda y derecha
(**zuo gu you pan** 左顾右盼):
Empezamos con la mirada centrada de frente, luego giramos la cabeza y el cuello hacia la izquierda, mirando sobre el hombro izquierdo; luego giramos hacia la derecha, mirando sobre el hombro derecho, giramos el cuello 6 veces a cada lado. Este ejercicio ayuda a aliviar la tensión que pueda haber en el cuello y la espalda. Es importante realizar estos movimientos con lentitud (ver imágenes de "ejercicios posteriores 6-7").

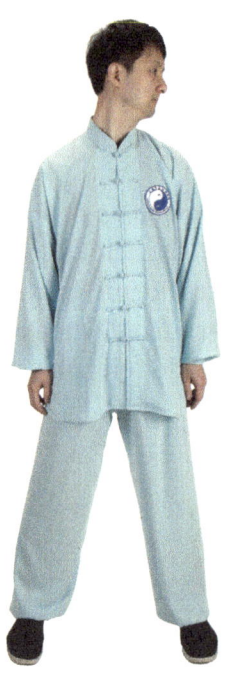 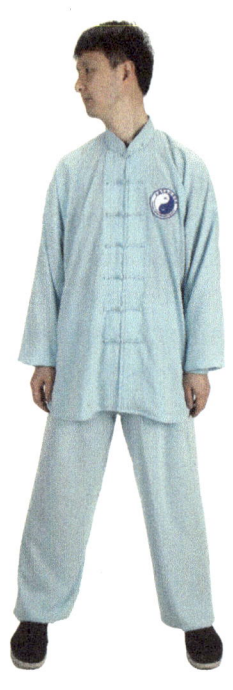

Ejercicios posteriores 6   *Ejercicios posteriores 7*

4. Frotar la zona lumbar
(**ca yao** 擦腰):
Frotamos las manos hasta que se calienten para luego frotar la zona lumbar, subiendo y bajando las manos alternativamente un total de 6 veces. Este ejercicio ayuda a prevenir y tratar el dolores en la zona lumbar (ver imágenes de "ejercicios posteriores 8-9").

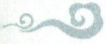

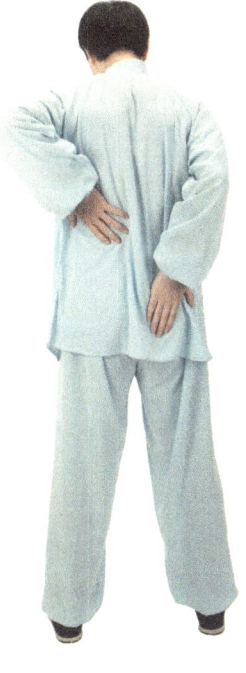

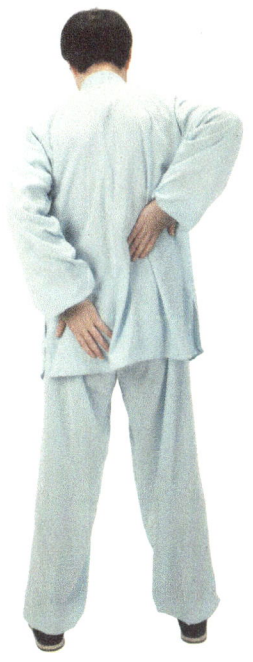

Ejercicios posteriores 8   *Ejercicios posteriores 9*

5. Extender ambos brazos simultáneamente (*shuang shou qi shen kai* 双手齐伸开):

Cerramos los puños con el dedo pulgar dentro de los otros cuatro dedos (ver imagen de "ejercicios posteriores 10").

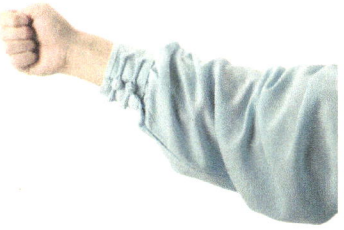

Ejercicios posteriores 10

Colocamos los puños a la altura del pecho, con el 'ojo del puño' hacia arriba y luego abrimos lentamente los brazos horizontalmente. Repetimos el movimiento 6 veces. Este ejercicio ayuda a fortalecer el *qi* de 'pulmón' y a aliviar la sensación de opresión en el pecho (Ver imágenes de "ejercicios posteriores 11-12").

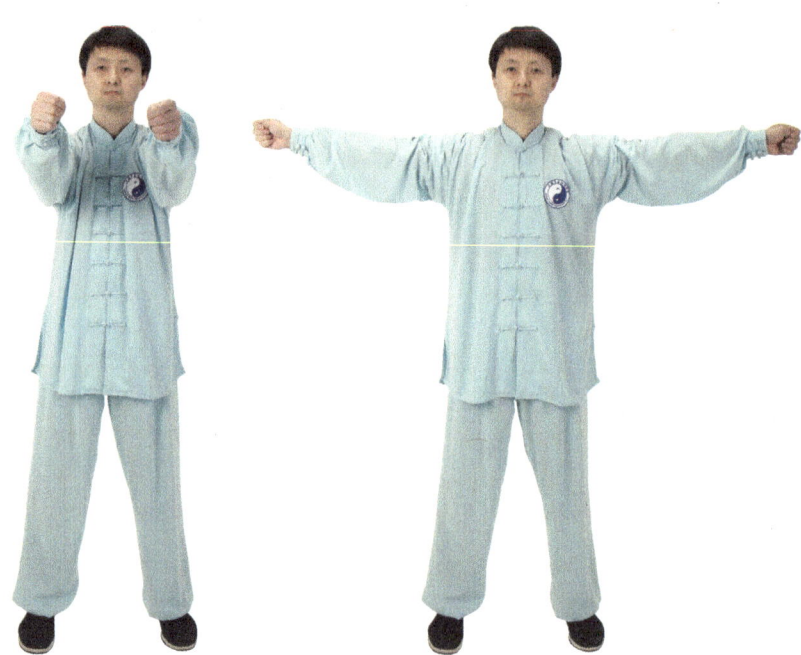

Ejercicios posteriores 11   *Ejercicios posteriores 12*

6. Girar la manivela con ambas manos (*shuang zhuan lu lu* 双转辘轳):

Con los puños cerrados, palmas orientadas hacia abajo, hacemos subir los puños y luego los extendemos hacia delante como si hiciéramos girar una manivela. Hacemos 6 círculos en total. Este ejercicio ayuda a relajar y descomprimir las articulaciones de los brazos superiores (ver imágenes de "ejercicios posteriores 13-16").

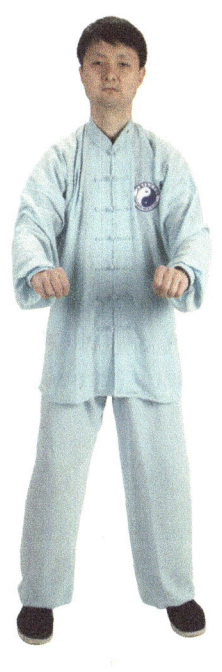

Ejercicios posteriores 13

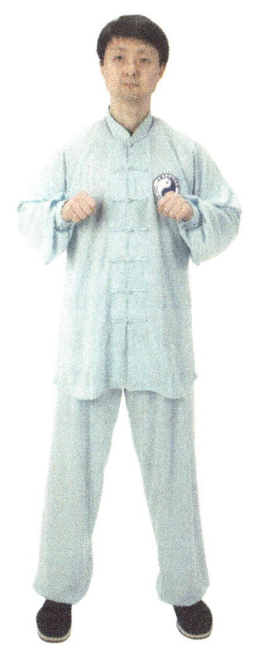

Ejercicios posteriores 14

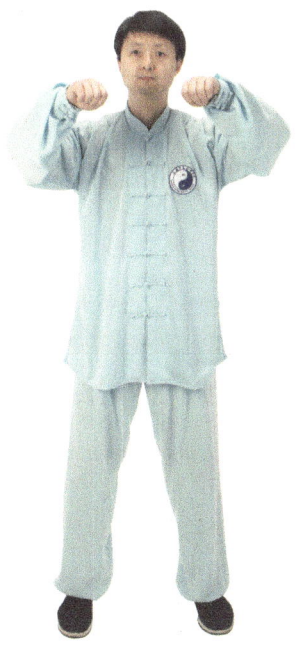

Ejercicios posteriores 15

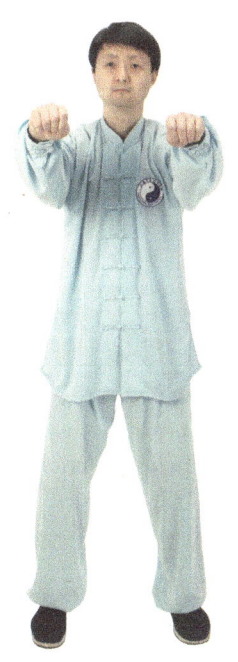

Ejercicios posteriores 16

7. Levantar el Cielo con cada mano (*zuo you tuo tian* 左右托天):

Colocamos una mano en la cadera, y levantamos lentamente la otra, girando la palma hacia el cielo al pasar por el nivel de las cejas, y extendemos el brazo por encima de la cabeza; al mismo tiempo, miramos hacia el dorso de la mano. Hacemos el movimiento 5 veces con cada mano. Este ejercicio ayuda a regular 'bazo' y 'estómago' en el sistema de la MTC, a fortalecer la digestión y a relajar y descomprimir las articulaciones de los brazos (ver imágenes de "ejercicios posteriores 17-23").

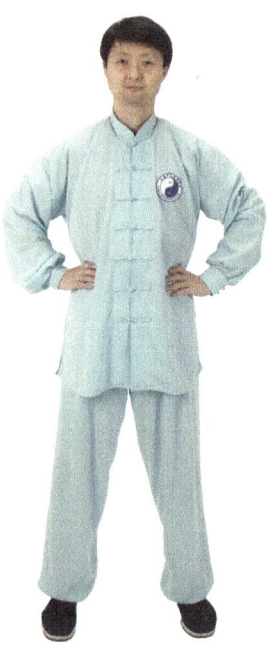 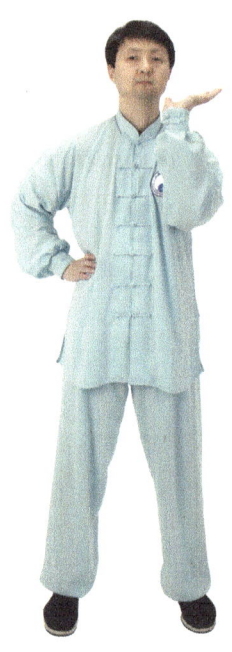

Ejercicios posteriores 17   *Ejercicios posteriores 18*

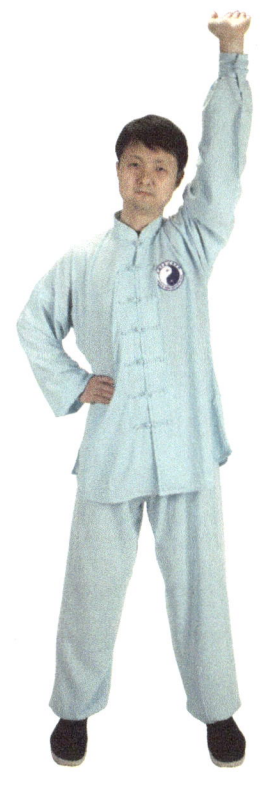

Ejercicios posteriores 19

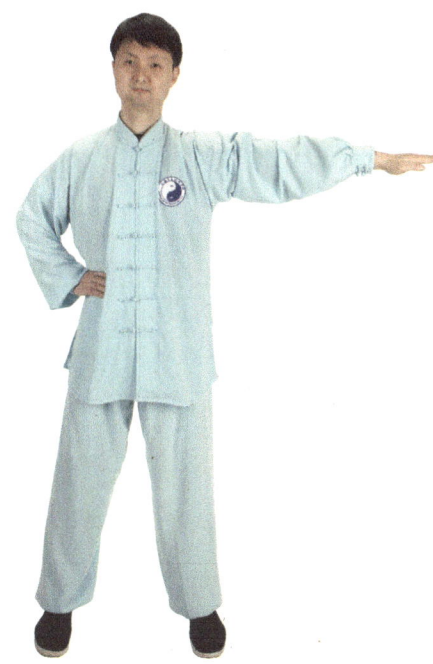

Ejercicios posteriores 20

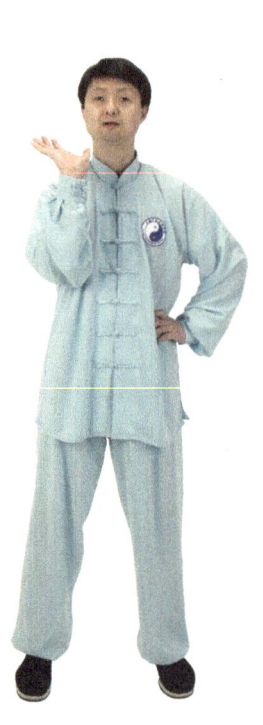
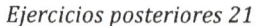
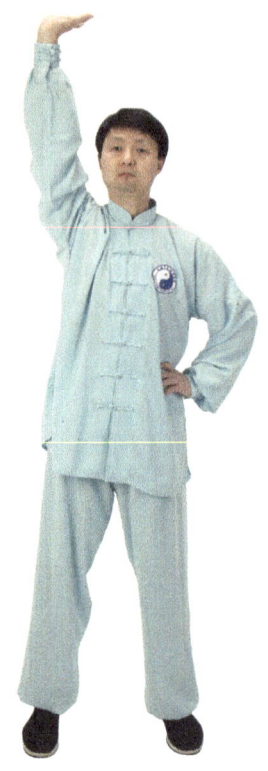

Ejercicios posteriores 21   *Ejercicios posteriores 22*

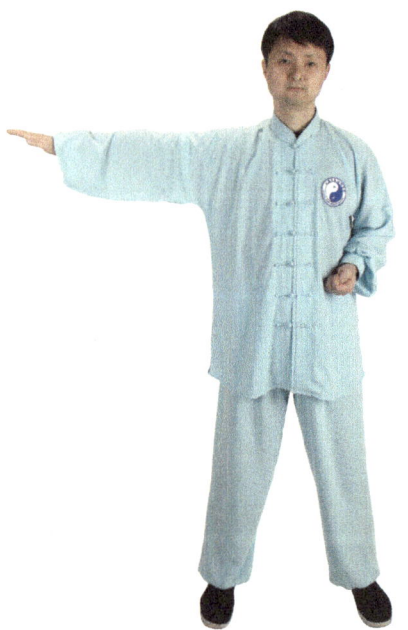

Ejercicios posteriores 23

8. Agarrar los pies con las manos (*shuang shou pan zu* 双手攀足):

Nos inclinamos hacia delante con las piernas extendidas, intentando agarrar los pies con las manos, y gradualmente llegar a agarrar la planta del pie, golpeando ligeramente los muslos con el cuerpo en cada intento. Repetimos 7 veces. Este ejercicio ayuda a relajar los músculos y tendones, a fortalecer los músculos abdominales, a consolidar la salud del 'riñón' según la MTC, y a reforzar la zona lumbar (ver imágenes de "ejercicios posteriores 14-26").

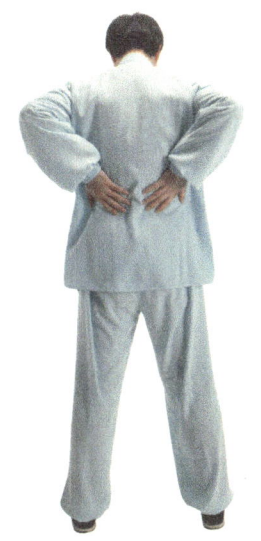

Ejercicios posteriores 24

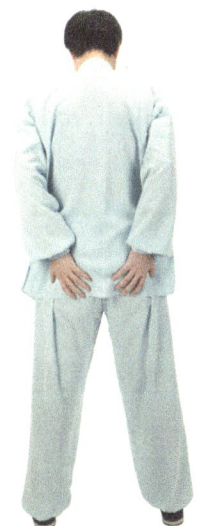

Ejercicios posteriores 25

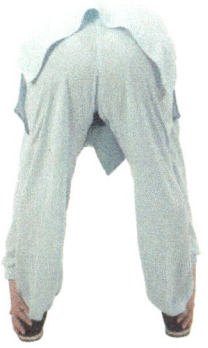

Ejercicios posteriores 26

放 松 功 • *Métodos de relajación*

Aplicaciones

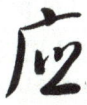

APLICACIONES

Los "métodos de relajación" del *qigong* pertenecen a las técnicas del "cultivo de la vida" (*yang sheng* 养生) y tienen la finalidad de preservar la salud y prevenir enfermedades, así como la rehabilitación. Ofrecen un gran abanico de métodos distintos basados en los principios de la relajación (*song* 松) y la quietud mental (*jing* 静), a elegir en función de las necesidades individuales. Se puede hacer una práctica completa, o bien centrarse en alguna de sus partes, como el primer o segundo paso del "método de relajación y apertura", las primeras y segunda líneas del "método de relajación en tres líneas", o relajar específicamente alguna parte concreta del cuerpo. Se puede practicar dos veces al día, en sesiones de entre 15 y 20 minutos, aplicando el tratamiento durante 3 meses.

MÉTODO DE RELAJACIÓN Y APERTURA
– *SONG TONG FA* 松通法

Tiene la función de regular los mecanismos del *qi* en el cuerpo (*qi ji* 气机) y suplementar el *qi* primigenio (*yuan qi* 元气). Se puede aplicar cuando hay síntomas de un desequilibrio en los mecanismos del *qi* en el cuerpo, como dolor de cabeza y ojos rojos, irritabilidad, dolor abdominal y diarrea, o inquietud nocturna; también se indica para síntomas de deficiencia de *qi* y sangre como mareos, tinnitus, falta de energía, reticencia a hablar por falta de *qi*, y debilidad y dolor de lumbares y rodillas. También se puede aplicar el "método de relajación y apertura" en

caso de hipertensión, hepatitis crónica, insomnio, sueño perturbado por sueños, inquietud mental, menstruación irregular, o emisiones nocturnas y diarrea crónica.

MÉTODO DE RELAJACIÓN EN TRES LÍNEAS
– *SAN XIAN FANG SONG FA* 三线放松法

El "método de relajación en tres líneas" tiene la función de regular el *qi* y la sangre, así como de tonificar el 'riñón' y reforzar la 'esencia' (*jing* 精). Se puede aplicar cuando hay síntomas de un desequilibrio en los mecanismos del *qi* en el cuerpo como amargor en la boca y acidez (*kou ku tun suan* 口苦吞酸), distensión y plenitud en el pecho y los costados, insomnio, etc.; también está indicado cuando hay síntomas de deficiencia de 'esencia' y *qi* como mareos, tinnitus, debilidad y dolor en lumbares y rodillas, impotencia y eyaculación precoz. También es recomendable para personas con hipertensión, glaucoma, síndrome de fatiga crónica, insomnio y pérdida de memoria, debilidad de pies, o dolor lumbar.

MÉTODO DE RELAJACIÓN CON TEMBLOR
– *ZHEN CHAN FANG SONG FA* 振颤放松法

Tiene la función de desbloquear los meridianos y promover el *qi* y la circulación de la sangre. Es útil cuando hay indicios de obstrucción de los meridianos y desarmonía del *qi* y la sangre, como en caso de fatiga en las extremidades y pesadez en el cuerpo, insomnio, distensión y plenitud abdominal, irritabilidad y opresión en el pecho, y dolor en los hombros y la espalda.

Se puede utilizar en casos de síndrome de fatiga crónica, lesiones musculares en la zona lumbar, miofascitis crónica de los músculos lumbares y de la espalda, neurastenia, síndrome de la menopausia, cervicalgia, sobrepeso, e insuficiencia cerebrovascular, entre otros.

MÉTODO DE RELAJACIÓN CON PALMADAS
– *PAI DA FANG SONG FA* 拍打放松法

Tiene la función de desbloquear los meridianos, regular el *qi* y activar la sangre. Se puede utilizar cuando hay síntomas de obstrucción de los meridianos y desequilibrio del *qi* y la sangre, como dolor y molestias en los costados, distensión y plenitud en el estómago y el abdomen, dolor en los hombros y la espalda, o dolor lumbar y de espalda. Puede aplicarse también casos de hepatitis crónica, gastritis crónica, úlceras digestivas, cervicalgia, lumbalgia, artritis de rodilla, entre otros.

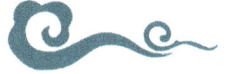

放 松 功　•　*Métodos de relajación*

Esquemas de los meridianos

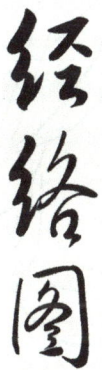

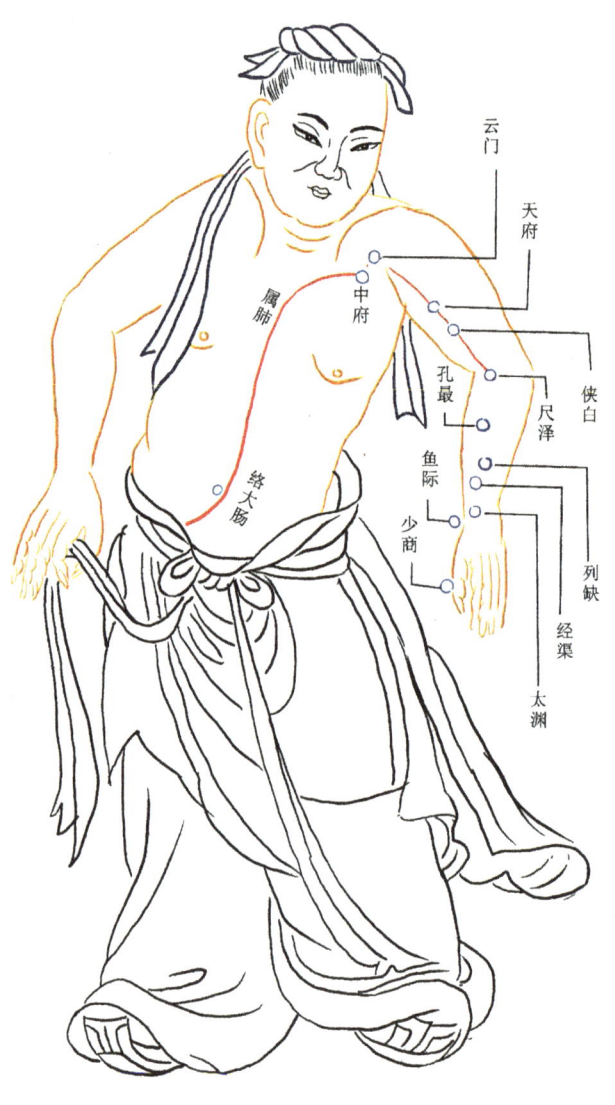

云门

天府

侠白

尺泽

列缺

经渠

太渊

少商

鱼际

孔最

中府

膺肺

络大肠

Meridiano de pulmón *taiyin* de la mano

shou tai yin fei jing

手太阴肺经

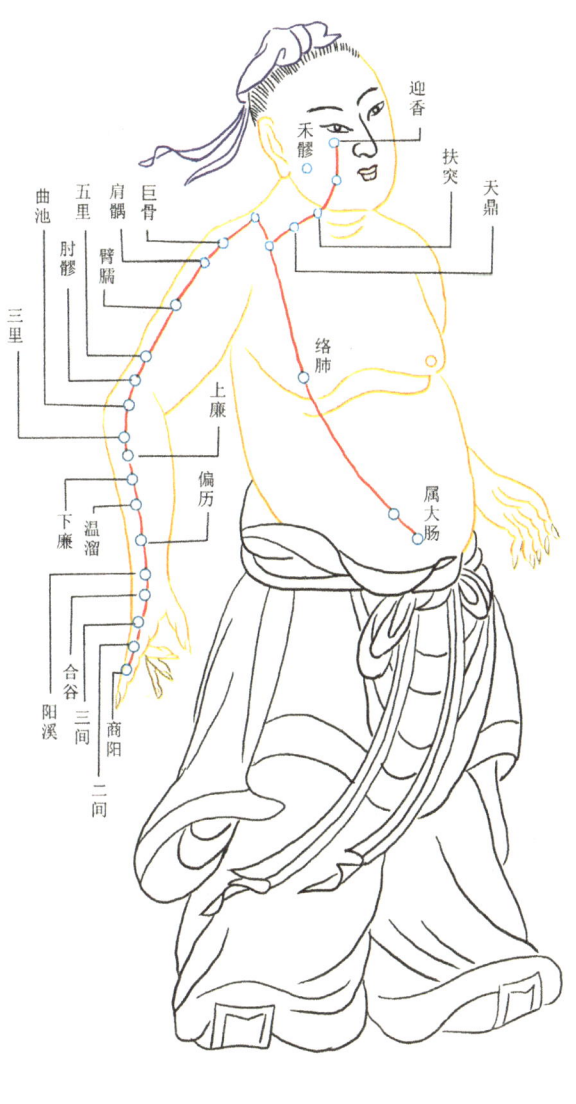

迎香
禾髎
扶突
天鼎
巨骨
肩髃
臂臑
络肺
五里
曲池
肘髎
三里
上廉
属大肠
偏历
下廉
温溜
合谷
阳溪
三间
商阳
二间

Meridiano de intestino grueso *yangming* de la mano

shou yang ming da chang jing

手阳明大肠经

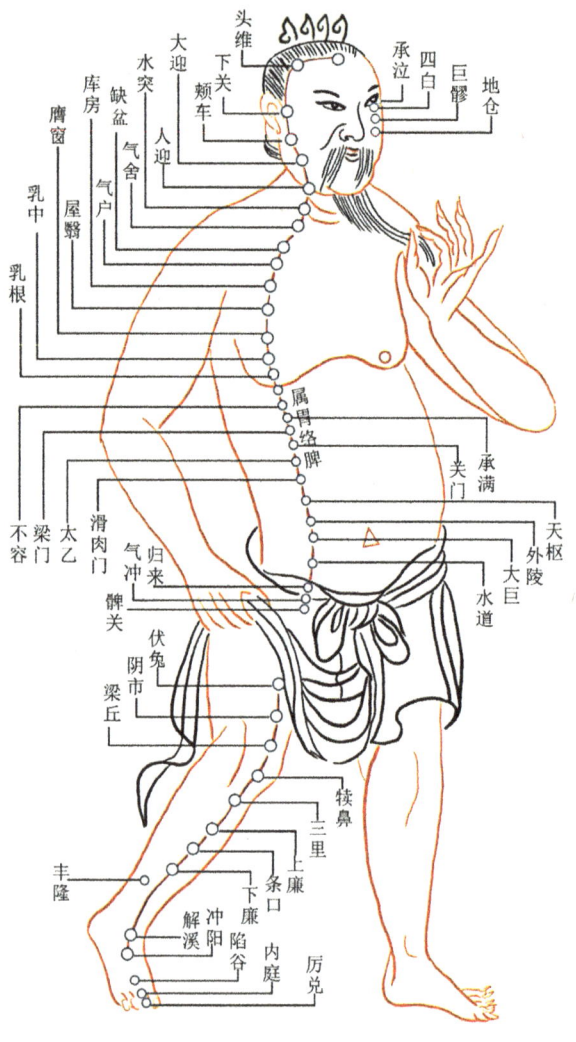

Meridiano de estómago *yangming* del pie

zu yang ming wei jing

足阳明胃经

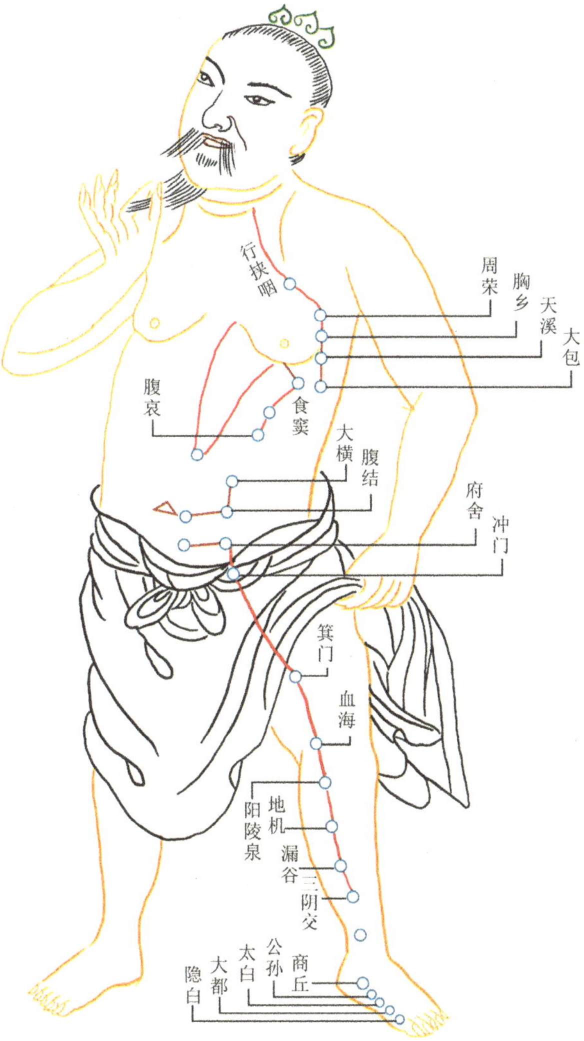

行挟咽
周荣
胸乡
天溪
大包
腹哀
食窦
大横
腹结
府舍
冲门
箕门
血海
地机
阳陵泉
漏谷
三阴交
公孙
太白
商丘
大都
隐白

Meridiano de bazo *taiyin* del pie

zu tai yin pi jing

足太阴脾经

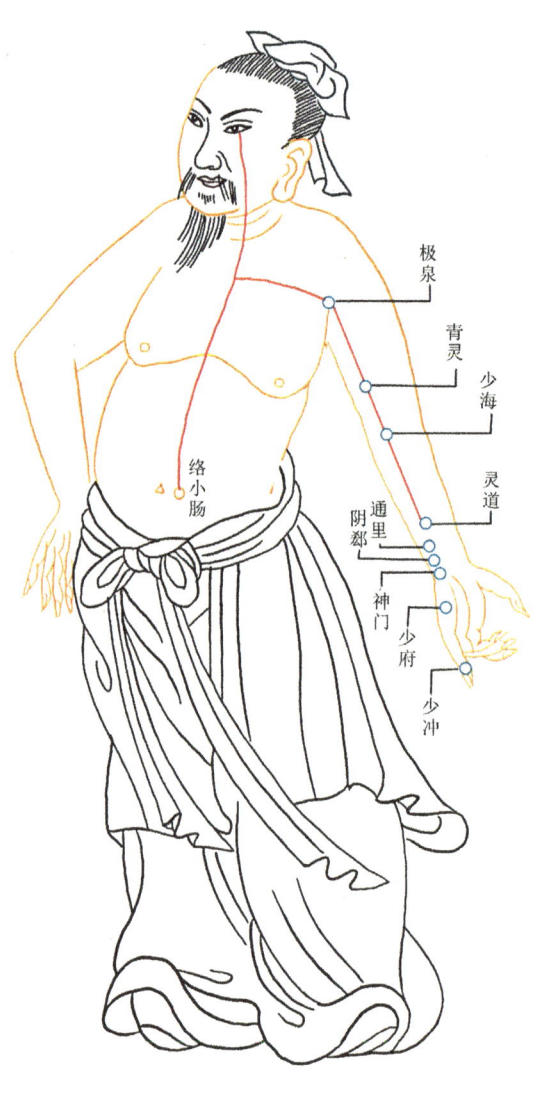

極泉

青灵

少海

灵道

通里

阴郄

神门

少府

少冲

络小肠

Meridiano de corazón *shaoyin* de la mano

shou shao yin xin jing

手少阴心经

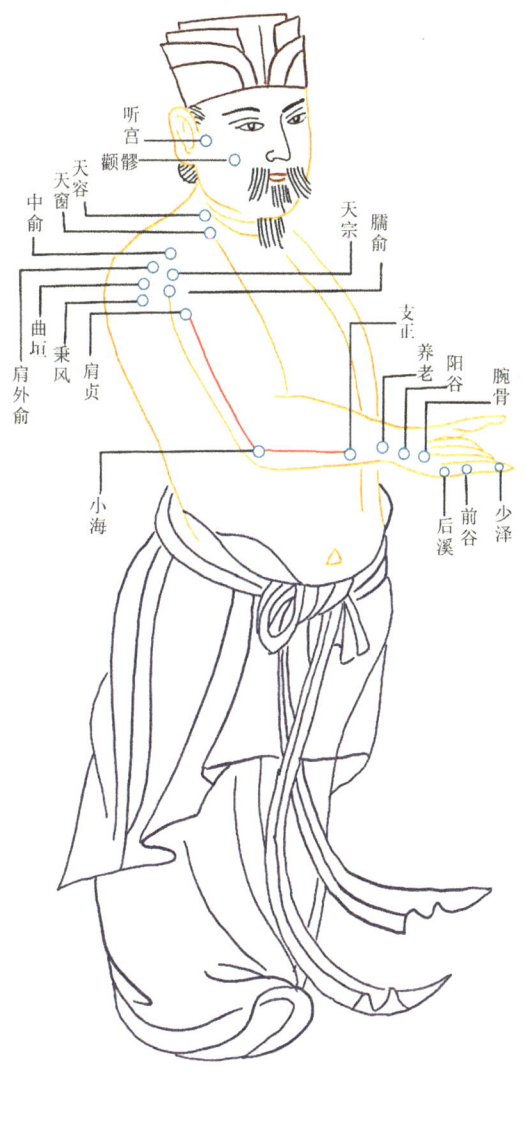

听宫
颧髎
天容
天窗
中俞
曲垣
秉风
肩贞
肩外俞
小海
天宗
臑俞
支正
养老
阳谷
腕骨
后溪
前谷
少泽

Meridiano de intestino delgado *taiyang* de la mano

shou tai yang xiao chang jing

手太阳小肠经

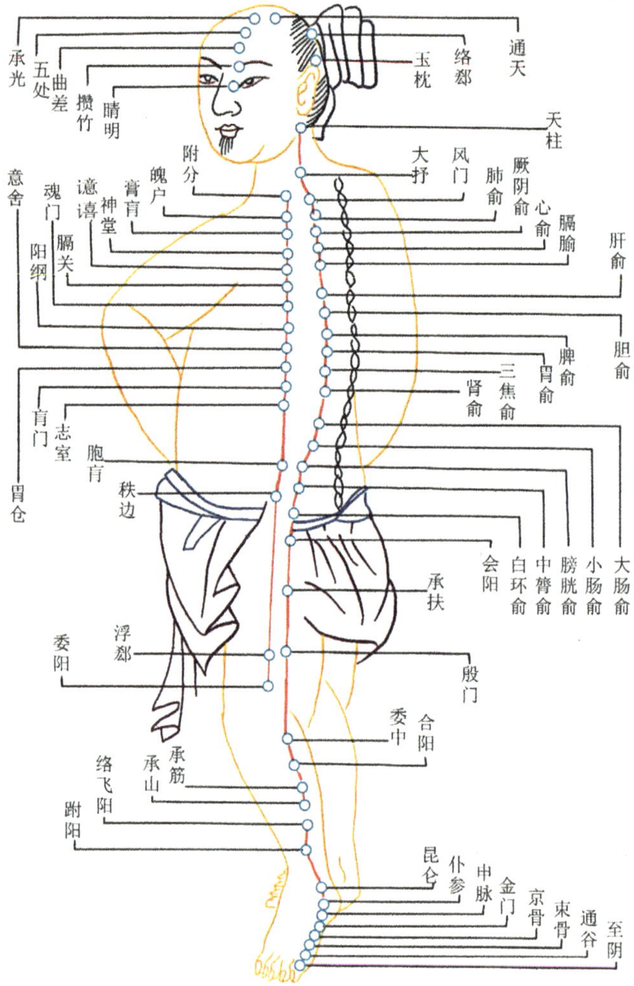

承光
五处
曲差
攒竹
睛明
附分
魄户
膏肓
神堂
譩譆
魂门
膈关
阳纲
意舍
阳纲
志室
肓门
胞肓
秩边
胃仓
委阳
浮郄
络却
玉枕
通天
天柱
大抒
风门
厥阴俞
肺俞
心俞
膈俞
肝俞
脾俞
胃俞
三焦俞
肾俞
胆俞
大肠俞
小肠俞
膀胱俞
中膂俞
白环俞
会阳
承扶
殷门
委中
合阳
委阳
承筋
承山
络飞阳
跗阳
昆仑
仆参
中脉
金门
京骨
束骨
通谷
至阴

Meridiano de vejiga *taiyang* del pie

zu tai yang pang guang jing

足太阳膀胱经

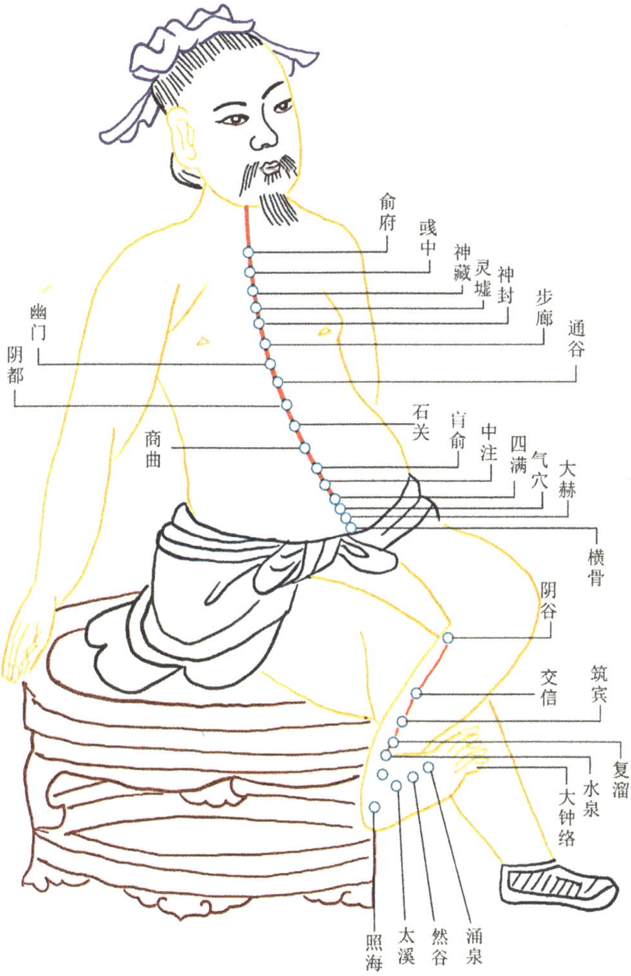

俞府
彧中
神藏 灵墟 神封
步廊
通谷
幽门
阴都
石关 肓俞
商曲
中注
四满
气穴
大赫
横骨
阴谷
筑宾
交信
复溜
水泉
大钟络
照海
太溪
然谷
涌泉

Meridiano de riñón *shaoyin* del pie

zu shao yin shen jing

足少阴肾经

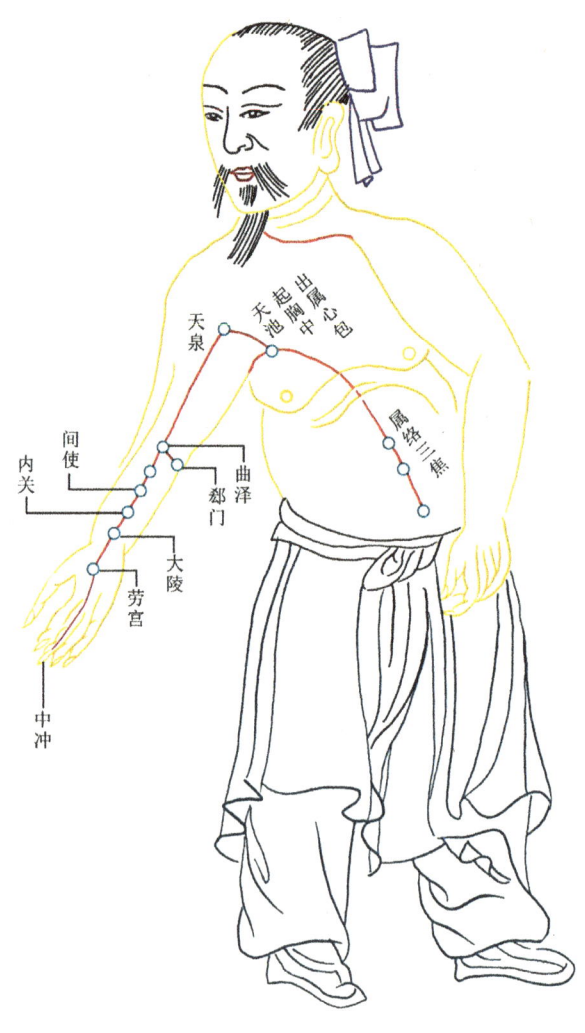

Meridiano de pericardio *jueyin* de la mano

shou jue yin xin bao jing

手厥阴心包经

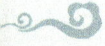

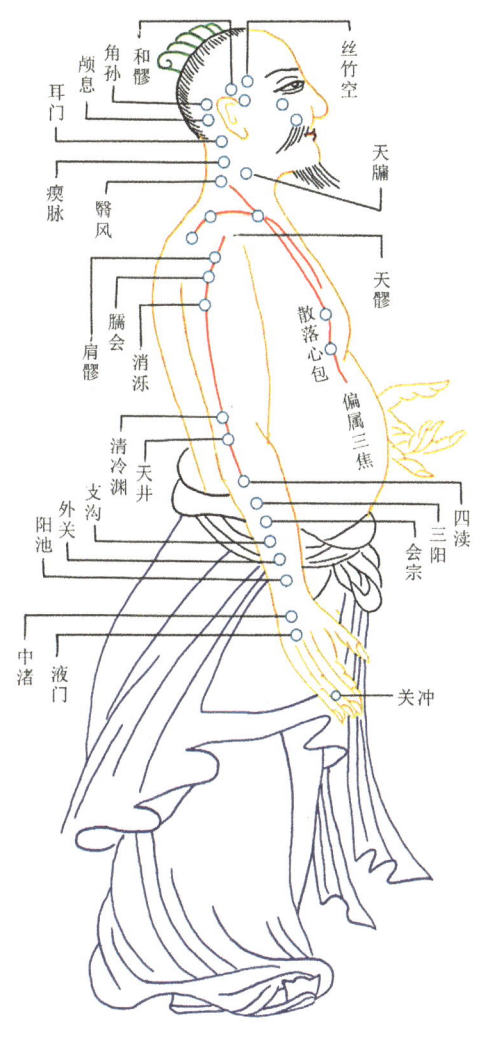

丝竹空
和髎
角孙
颅息
耳门
天牖
瘈脉
翳风
天髎
臑会
散落心包
肩髎
消泺
偏属三焦
清冷渊
天井
四渎
支沟
三阳
外关
会宗
阳池
中渚
液门
关冲

Meridiano de triple calentador *shaoyang* de la mano

shou shao yang san jiao jing

手少阳三焦经

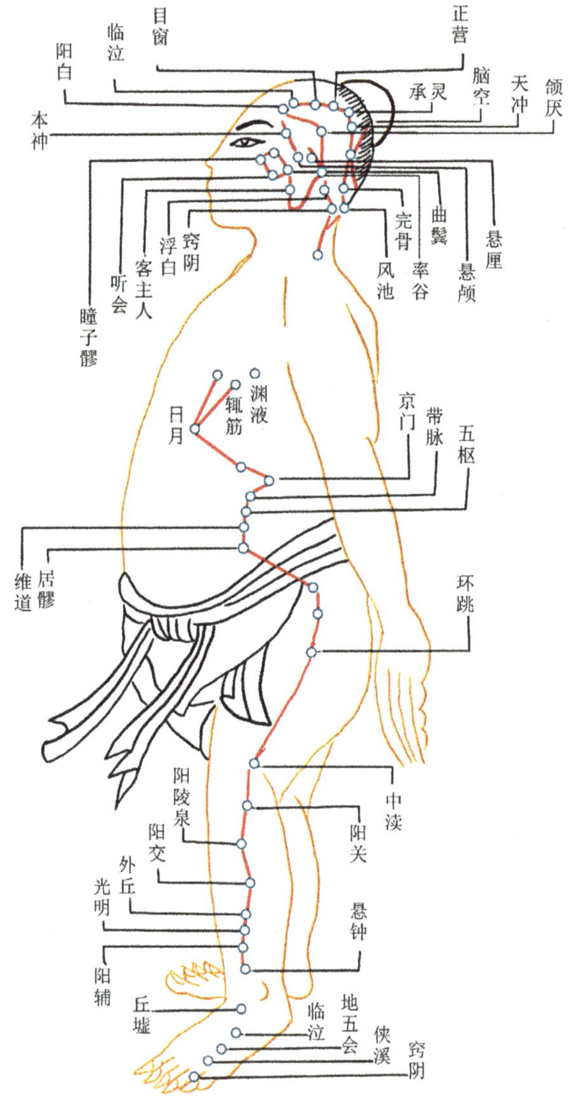

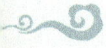

目窗　临泣　阳白　本神　浮白　窍阴　客主人　听会　瞳子髎　正营　承灵　脑空　天冲　颔厌　曲鬓　悬厘　悬颅　完骨　风池　率谷

渊液　辄筋　日月　京门　带脉　五枢

维道　居髎　环跳

阳陵泉　阳交　外丘　光明　阳辅　丘墟　临泣　地五会　中渎　阳关　悬钟　侠溪　窍阴

Meridiano de vesícula biliar *shaoyang* del pie

zu shaoyang dan jing

足少阳胆经

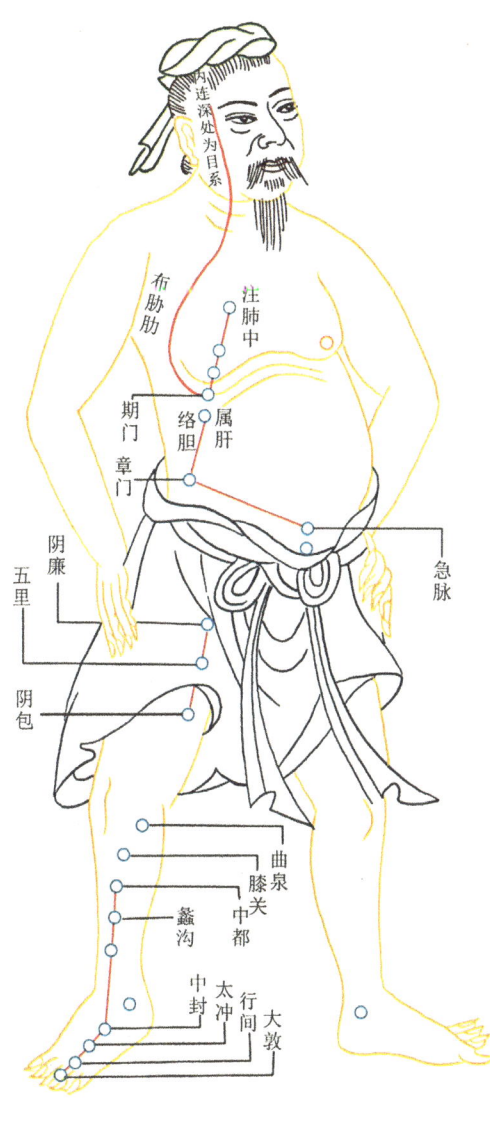

Meridiano de hígado *jueyin* del pie

zu jue yin gan jing

足厥阴肝经

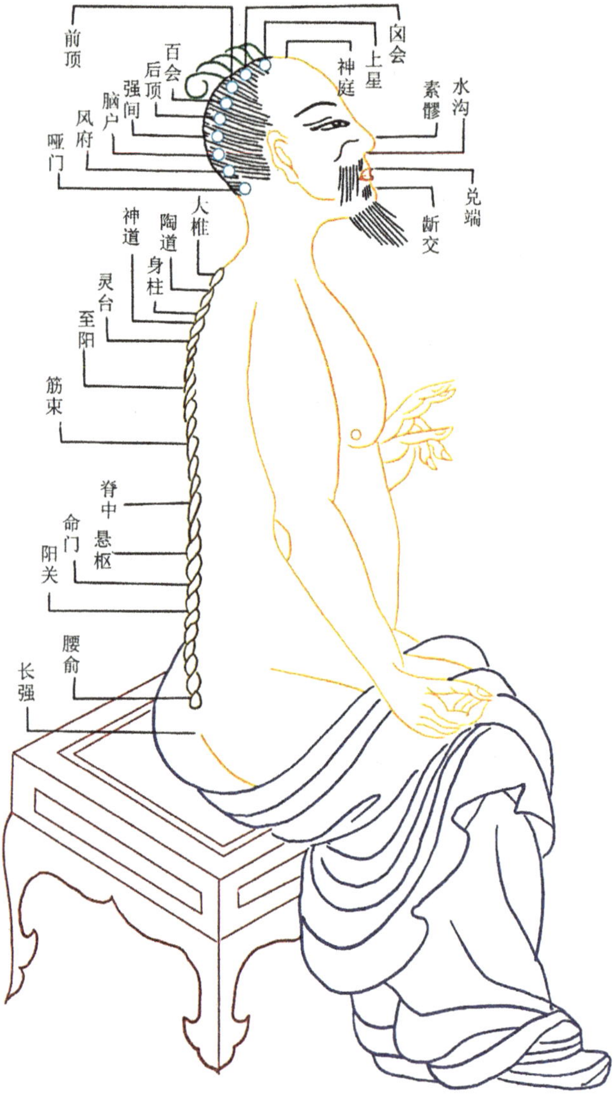

前顶 百会 后顶 强间 脑户 风府 哑门

囟会 神庭 上星

素髎 水沟 兑端 龂交

神道 陶道 身柱 大椎

灵台 至阳

筋束

脊中 悬枢 命门 阳关

腰俞 长强

Vaso gobernador

du mai

督脉

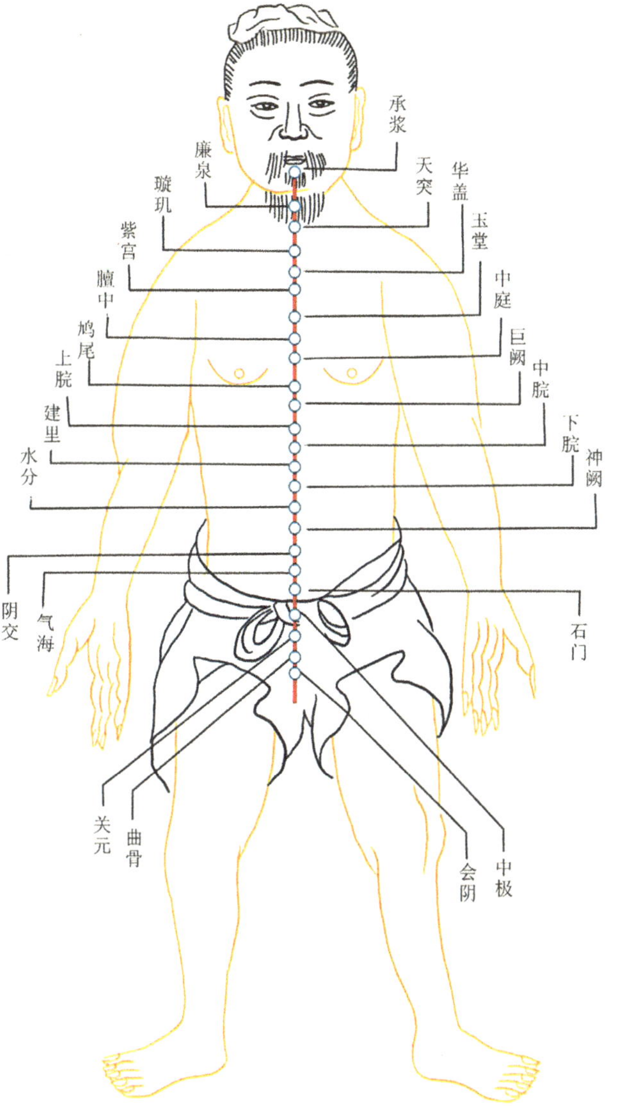

承浆
廉泉
璇玑
紫宫
膻中
鸠尾
上脘
建里
水分
阴交
气海
天突
华盖
玉堂
中庭
巨阙
中脘
下脘
神阙
石门
关元
曲骨
会阴
中极

Vaso de concepción

ren mai

任脉

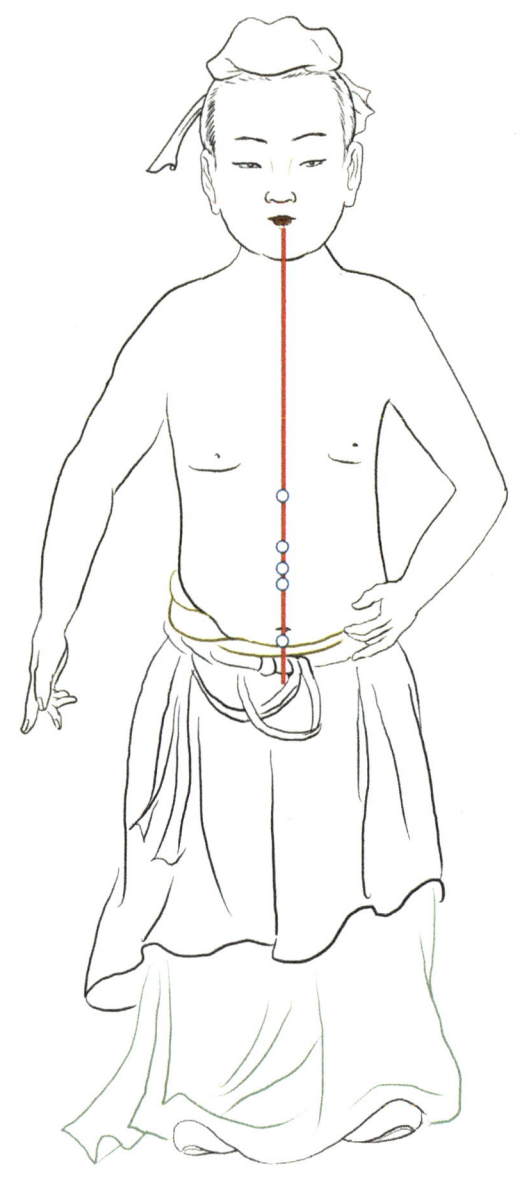

Vaso penetrante

chong mai

冲脉

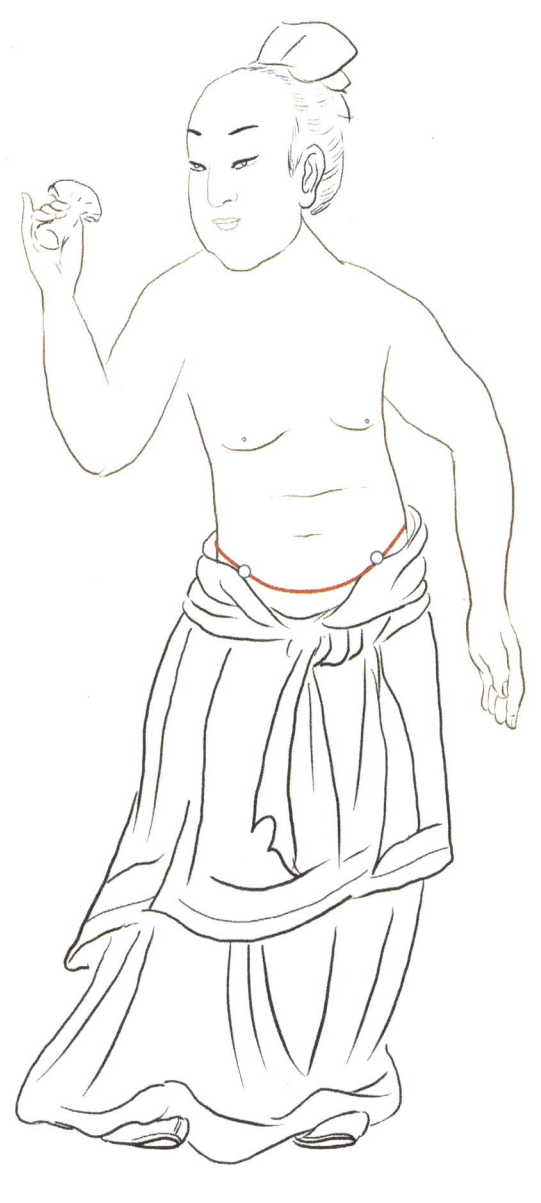

Vaso cinturón

dai mai

带脉

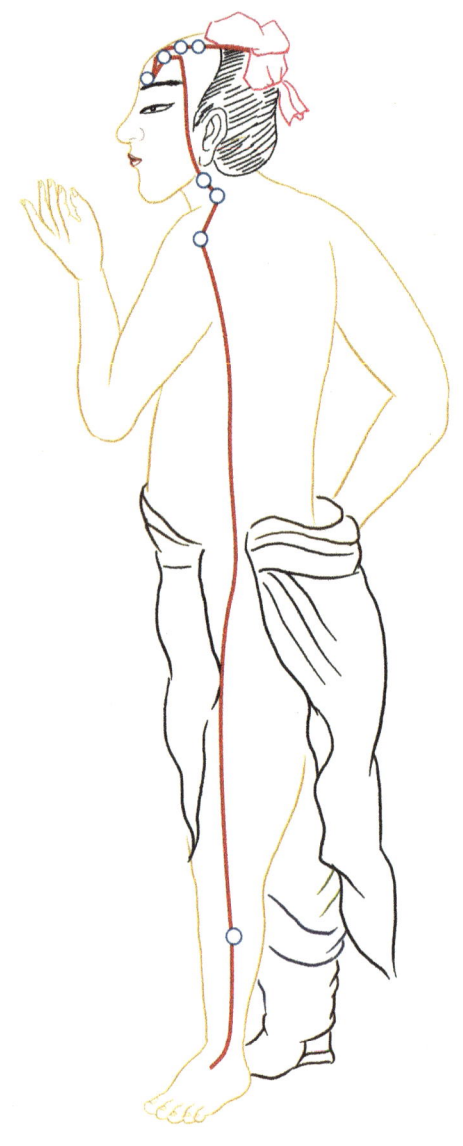

Vaso *yangwei* o vaso sustentador yang

yang wei mai

阳维脉

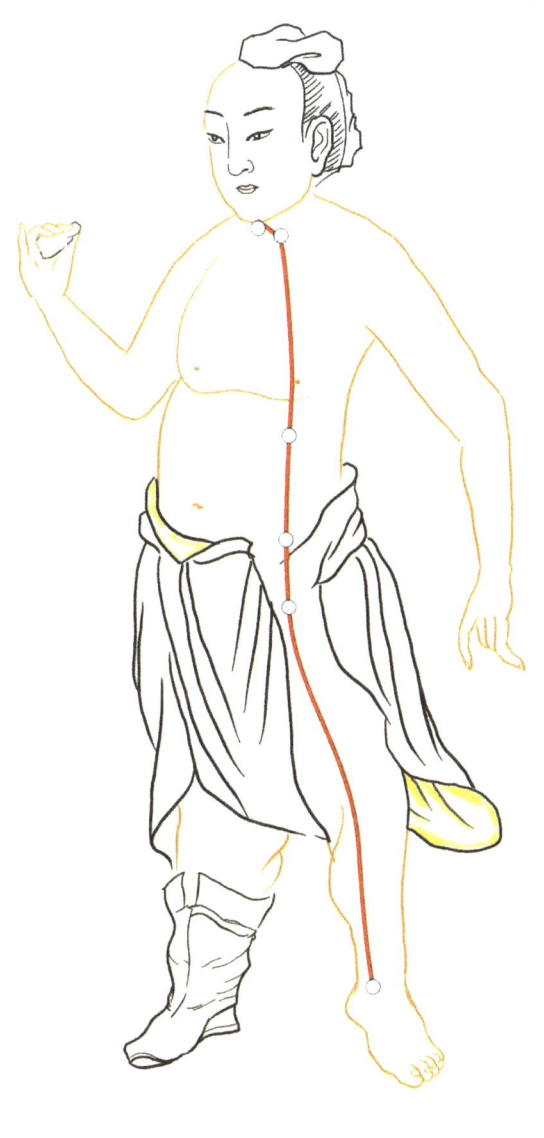

Vaso *yinwei* o vaso sustentador yin

yin wei mai

阴维脉

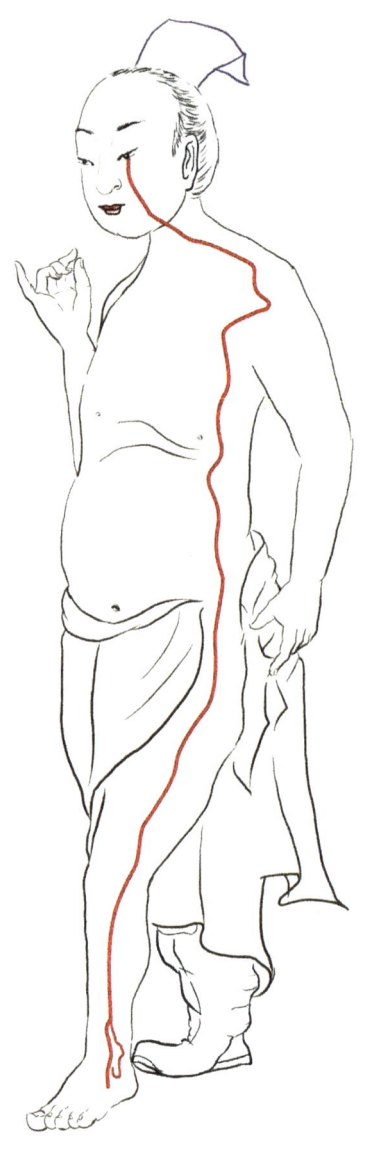

Vaso *yangqiao* o vaso impulsor yang

yang qiao mai

阳蹻脉

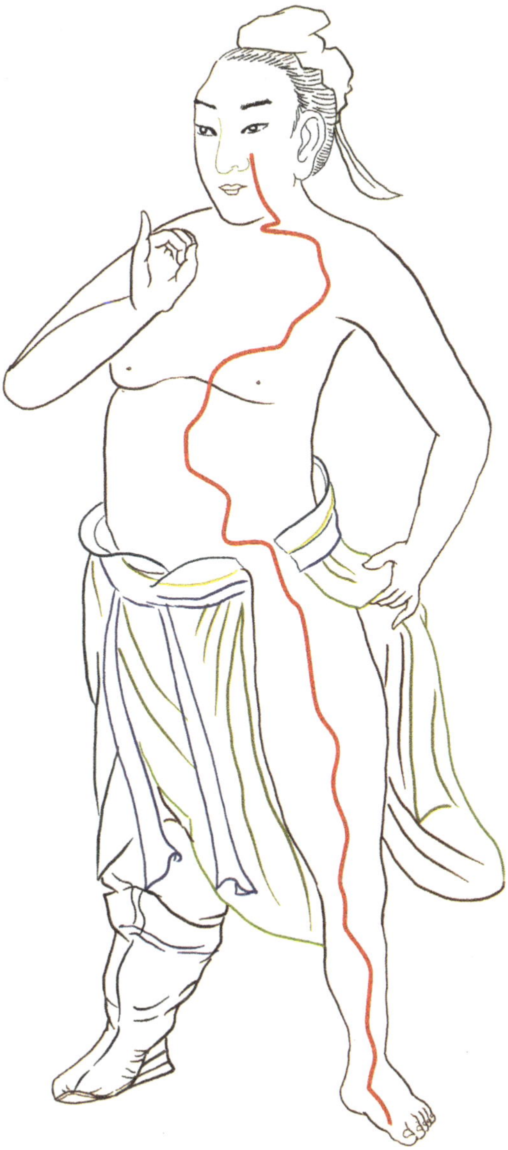

Vaso *yinqiao* o vaso impulsor yin

yin qiao mai

阴跷脉